温情与坚守

叙事医学故事100篇

江小艳　吴　燕
张　丽　陈　瑜
胡欣玥
—————— 主编

上海大学出版社

图书在版编目(CIP)数据

温情与坚守：叙事医学故事 100 篇 / 江小艳等主编.
上海：上海大学出版社，2024.6. -- ISBN 978 - 7 - 5671 -
4991 - 5

Ⅰ. R197.323.4

中国国家版本馆 CIP 数据核字第 2024GJ7509 号

策划编辑　陈　露
责任编辑　高亚雪
封面设计　缪炎栩
技术编辑　金　鑫　钱宇坤

温情与坚守：叙事医学故事 100 篇

江小艳　吴　燕　张　丽　陈　瑜　胡欣玥　主编
上海大学出版社出版发行
(上海市上大路 99 号　邮政编码 200444)
(https://www.shupress.cn　发行热线 021 - 66135112)
出版人　戴骏豪
*
南京展望文化发展有限公司排版
江苏凤凰数码印务有限公司印刷　　各地新华书店经销
开本 710mm×1000mm　1/16　印张 14.5　字数 240 千
2024 年 7 月第 1 版　2024 年 7 月第 1 次印刷
ISBN 978 - 7 - 5671 - 4991 - 5/R·56　定价 80.00 元

《温情与坚守：叙事医学故事100篇》
编委会

主　编：江小艳　吴　燕　张　丽[1]　陈　瑜　胡欣玥

副主编：毛　艳　焦剑慧　袁志强　朱　燕

编　委（按姓氏笔画排序）：

马　楠	王冬琴	王珊珊	朱天月	朱玉坤
朱佩雯	朱晓玲	刘　青	刘　娇	汤　露
汤阳阳	祁方圆	许宜为	孙　阳	严天怡
严舒艺	李秀文	杨英楠	吴依萍	吴海梅
吴　琼	吴瑶瑶	余　勤	张　丽[2]	张义珂
张玉琼	张晶晶	陆冬燕	陆志燕	陈秋弟
陈文彧	金逸婕	周　琴	项茜雯	胡　婕
姜丹红	姚　芳	姚淋嘉	徐　莉	高　莉
黄　昊	龚元月	符莉丽	程　红	程　新
谢君怡	赖梅香			

---

[1]　张丽：上海市宝山区罗店医院外科。
[2]　张丽：上海市宝山区罗店医院神经内科。

前言
FOREWORD

当我们打开这本《温情与坚守：叙事医学故事 100 篇》时，我们不仅仅是在翻阅故事，更是在探索人性的深层次表达，讲述医疗护理过程中的温情与坚守。在这里，我们见证了医疗实践不只是基于科技的冷冰的操作，相反它充满了情感、伦理和人文关怀。本书主要从以下三个方面来展开叙述。阅读每一个故事，都是一次心灵的触摸，是对生命意义的一次探寻。

第一，故事背后的温情。

在这些故事中，我们看到了护士、医生与患者之间不同寻常的联系。这种联系超越了传统医疗服务的范畴，进入了一种更深层次的情感共鸣。护士和医生不再是简单的治疗者，他们成为患者与命运抗争过程中的伙伴、支持者和倾听者。在《最后的守护》一文中，我们看到护士如何通过每日的互动，理解并支持患者直面生命中残酷的挑战。在这里我们看见勇气与坚持的真谛。

第二，挑战中的坚守。

医疗护理的道路从不是一帆风顺的。在复杂环境中面对挑战时，医护人员不仅要有扎实的专业技能，还要具备高度的同理心和坚定的道德信念。如何运用专业技能、同理心、道德信念捍卫患者的生命与尊严，以患者福祉为最高准则，这体现了医护职业的崇高使命感和社会责任感。在这些医护人员的故事中，我们看到他们如何在困境中坚持信念，如何为患者争取最好的治疗方案，展示了他们在面对艰难抉择时的无畏与坚韧，体现了真正的医疗正义。

第三，希望与愈合。

在医疗的每一次实践中，希望和愈合始终是核心主题。通过《叙事遇见渐冻症》一文,我们看到即使在令人绝望的疾病面前,患者和照护者之间的互动依然能够点燃生命的希望之光。希望之光不仅仅改变了患者,同样也深刻地影响了照护者自身的生活和价值观。

作为本书编者,我们深知每一个故事的份量。它们不只是被动的记录,更是积极的呼吁——呼吁社会更广泛地认识到医疗护理中的人文关怀,呼吁对患者全人的关注,呼吁医疗行业内部对情感、伦理和责任的深度反思。每一个故事都是对现有医疗体系的思索与补充,是对医疗实践的重新定义。

在完成本书的编撰工作时,我们深感这不仅是一次文学创作实践,更是一次心灵的旅行。《温情与坚守:叙事医学故事 100 篇》不只是为了记录那些发生在医院、诊所和病患家中的故事,更是为了让更多的人了解那些在诊疗背后默默奉献的人们的故事。我们希望这些故事能够触动每一位读者的心灵,激励我们以更加宽容、温情和负责任的态度面对每一个生命。

感谢您打开这本书,与我们一同走进医疗护理的叙事世界,感受这份温情与坚守,体会生命的复杂与美丽。人生就是一场关于生命、爱与理解的探索之旅,让我们携手同行。

编　者
2024 年 6 月

目录
CONTENTS

第一部分　人文关怀的力量

最后的守护 ·· 3

爱的小笼包 ·· 5

坐月子的痛 ·· 8

暴躁的庞婆婆 ·· 11

中医的自信疗愈 ·· 13

护理中的"他"力量 ·· 15

希望的种子 ·· 17

雨后的彩虹 ·· 19

共感的力量 ·· 21

窝心的薄阿婆 ·· 23

疫情下的光与爱 ·· 26

背后的真相 ·· 28

分担让痛苦减半 ·· 30

灵魂的触碰 ·· 32

悲伤的共鸣 ·· 34

力量的转化 ·· 36

在静默中提供的支持 ·· 38

最后时间的陪伴 ·· 40

希望的明灯 ·· 42

为爱而生 ·· 44

爱的造口袋 ······································ 47

无声的拥抱 ······································ 49

二胎"风波" ······································ 51

生命之花重新绽放 ···························· 54

那些共同走过的日与夜 ···················· 56

重燃希望之光 ··································· 58

一场"玫瑰之约" ······························ 60

最简单的幸福 ··································· 62

能量接力棒 ······································ 64

善良会被铭记 ··································· 66

一个陌生的朋友 ······························· 68

指尖的温暖 ······································ 70

声音的桥梁 ······································ 72

回忆的疗愈力 ··································· 74

文字的力量 ······································ 76

同行者的力量 ··································· 78

父母在，家就在 ······························· 80

微笑重塑了容颜 ······························· 82

认识内心之路 ··································· 84

衰老不可怕 ······································ 86

当叙事医学碰撞慢病管理 ················· 89

屏幕之间的护理语言 ························· 91

爱的绑带 ··· 93

光明的另一端 ··································· 95

产房的紧急救援 ······························· 97

爸爸成功戒烟 ··································· 99

开启有声的世界 ······························· 101

生命的故事 ······································ 103

王阿婆的春天 ··································· 105

叙事遇见渐冻症 ······························· 107

手术室中的智慧 ·························· 109

第二部分　医护人员的自我疗愈

身心的双重疗愈 ·························· 115
护士职业的价值 ·························· 117
护士的坚守 ····························· 119
伤心的领悟 ····························· 121
与自己和解 ····························· 123
故事的回响 ····························· 125
叙述与自省 ····························· 127
追寻关怀之光 ·························· 129
内镜下的真相 ·························· 131

第三部分　伦理与人文关怀

伦理审查 ······························· 135
尊重生命的最后阶段 ···················· 137
临床试验中的关怀之道 ·················· 139
遗传信息的伦理困境 ···················· 141
老年护理中的尊重与共识构建 ············ 143
流产的伦理与影响 ······················ 146
儿童医疗的特殊伦理 ···················· 149
疼痛管理中的伦理问题 ·················· 151
公平与效率的权衡 ······················ 153
信息共享与自主决策 ···················· 155
跨文化的理解与尊重 ···················· 157
技术进步与个人隐私的平衡 ·············· 159
志愿服务中的权利与义务 ················ 161
生命伦理的哲学探讨 ···················· 163
基因编辑的道德边界 ···················· 165

中医适宜技术的伦理探索 ……………………………………… 167

预立遗嘱 ……………………………………………………………… 169

医疗领域性别研究的公平性 ……………………………………… 171

精神疾病的社会与文化维度 ……………………………………… 173

哲学对医生决策的影响 …………………………………………… 175

环境健康的人文关怀 ……………………………………………… 177

第四部分　仁　术　暖　途

医患共舞 …………………………………………………………… 181

音乐的疗愈力 ……………………………………………………… 183

角色扮演与情感理解 ……………………………………………… 185

案例研究与角色扮演 ……………………………………………… 187

倾听解心结 ………………………………………………………… 189

户外活动对身心健康的益处 ……………………………………… 191

传统医学与现代医学的对话 ……………………………………… 193

技术与人文的融合 ………………………………………………… 195

心理学在医疗中的应用 …………………………………………… 197

第五部分　文学及影视故事中的叙事医学

患者故事中的医学诠释 …………………………………………… 201

跨学科合作中的创新实践 ………………………………………… 203

《外科风云》中的医者仁心 ……………………………………… 205

精神疾病与社会文化环境 ………………………………………… 207

情感状态与疾病 …………………………………………………… 209

好事一小件 ………………………………………………………… 211

他人生命的"药神" ……………………………………………… 213

共享的故事，共同的治愈 ………………………………………… 215

故事中的教训 ……………………………………………………… 217

理解的力量 ………………………………………………………… 219

第一部分　人文关怀的力量

　　该部分集结的温暖人心的医疗小故事生动地展现了医疗护理过程中的人文关怀之力。从最初的老林与小李护士之间的深情相连，到高龄产妇婷婷勇敢面对地中海贫血的挑战，每个故事都是对生命的深刻感悟和对医疗职业的热爱致敬。在这些叙事中，不仅见证了护士、医生与患者之间超越传统医疗服务范畴的深层次情感共鸣，还展现了他们在面对医疗护理过程中的挑战时，坚持不懈，以希望和疗愈为主题继续前行。

最后的守护

在城市的一隅，一座别致的安宁疗护医院，这里并非像传统印象中充满静默与忧伤，而是处处鸟语花香，生机勃勃，院子里，经常有五彩缤纷的花朵竞相开放，生命的终章被赋予了不同寻常的温度和色彩。

老林，一位年近八旬的老人，被诊断为肺癌晚期，在家人的陪伴下来到了这个安静的地方。他的心情极其沉重，原以为这里不过是生命旅途的最后一站，一个等待终结的所在。然而，小李护士的出现，如同一束温暖的阳光，驱散了他心中的阴霾。她的每一个微笑，每一句鼓励，都让老林感受到了久违的温暖与希望。

随着时间的推移，老林发现小李并非普通的护士。她的热情和阳光，让他想起了那个未曾长大就夭折的孙女。每当小李走进房间，老林总能在她身上看到孙女的影子，这让他感到一种说不出的亲切和温馨。在小李的关怀和鼓励下，老林的态度开始悄然改变，他不再是最初的消极等待，而是变得想要做点什么，想要以自己的方式，为这个温暖的世界贡献一份力量。

老林开始主动与其他病友交流，分享自己的思考和感悟，告诉他们，即使生命进入了最后的阶段，也能寻找到生活的意义和价值。在老林分享故事的过程中，小李并不满足于做一个安静的听众，她还会积极响应，通过提问和反馈，引导老林深入挖掘自己的感受，帮助他理解和接纳自己的情绪。这种过程不仅能让老林感受到被理解和接纳，还能促进他心理健康的提升。老林的转变，也逐渐影响了周围的人，他成了病友们眼中的榜样，他用自己的行动告诉大家，即使在生命的尽头，也能展现出不同的风景。

小李不只是一个倾听者或陪伴者，她用叙事的方式，帮助老林和其他病友从困境中找到出口。她通过讲述叙事医学如何帮助人们理解自身经历，调整心态,加深医患之间的理解和信任,让患者们通过故事中的角色找到共鸣,从而获得心灵的慰藉和力量。小李让老林认识到,每个人的生命都是一本书,即使是在最后的章节,也有着独特的美丽和价值。

老林提出了一个想法,希望自己的心路历程也能够变成一则故事,在病房的叙事墙上,与更多的人分享。这个提议得到了小李和其他护理人员的支持,他们与老林一起,将他的故事精心整理,成为了叙事墙上的一份珍贵记忆。叙事墙成了病房里最温暖的角落,上面讲述了许多病友的故事。这些故事见证了爱、希望、勇气和坚持,成为了病友们共同的精神财富。老林的故事,也激励着每一位来到这里的人,即使生命如落日般渐渐西沉,也能在余晖中绽放出耀眼的光芒。

最终,老林在一个宁静的夜晚安详地离开了。他的脸上带着淡淡的微笑,仿佛是对这个世界的最后一次致谢。小李和所有认识老林的人都深深感受到了一种失落和哀伤,但更多的是对老林生命态度的敬佩和怀念。老林的故事,如同他人生命中的一束光,照亮了他人的路途。而小李,她不仅仅是护士,更是故事讲述者和心灵导师的女孩,用她的叙事之光,点亮了安宁疗护病房里每一个需要温暖和陪伴的心灵。在生命的最后舞台上,每个人都是主角,而爱与陪伴,则是这个舞台上最动人的旋律。

上海市宝山区罗店医院护理部　江小艳

爱的小笼包

在特殊的认知障碍病房里，我认识了王大爷，尽管他被认知障碍所困扰，却依旧闪耀着对老伴深沉爱意的光芒。作为一名新时代叙事医学的实践者，我的职责不仅仅是对症下药，更是深入了解患者的故事，运用叙事医学的方法，为他们提供心灵的慰藉和支持。以下是我针对王大爷情况实施的叙事护理计划。

认识和理解王大爷的过程是一段深刻的旅程，旨在深入了解他的生活背景、个性特征及其与认知障碍的斗争。王大爷是一位 80 多岁的老人，他的一生经历丰富，但随着年岁增长，认知障碍逐渐成为他生活中的一大挑战。尽管病症侵蚀了他的记忆，让他忘记了很多人和很多事，却奇迹般地留下了对老伴的深情记忆——那是一种超越了言语的感情，根植于他们共同生活的每一天。与王大爷的接触开始于日常的护理工作，通过耐心倾听和观察，我注意到，尽管他常常忘记早餐吃了什么，却总能准确无误地记起老伴对小笼包的偏爱。这不仅是一顿饭的选择，更是他对过往美好记忆的一种坚持和珍视。通过这一细节，我逐渐理解了王大爷不仅仅是一位患者，也是一位经历了风雨、充满爱的老人。他对老伴不变的爱，成为了我们沟通和连接的桥梁，也让我更深刻地认识到，每一位患者背后都有着不容忽视的情感和故事。

虽然我抓到了"小笼包"这一细节，但王大爷的情况确实呈现了一系列复杂且多维的挑战。

首先，王大爷对小笼包的需求不仅仅是饮食偏好的简单表达，而是更深层次地反映了他对过去美好记忆的坚持和对老伴深情的依恋。如何在满足他这一特定需求的同时，保持其营养均衡和健康状况，是我们面临的第一个挑战。我们需要融合他的饮食喜好与健康需求，同时也要考虑到这一需求背后的情感因素,确保护理措施能够触及他的心灵深处。

其次,王大爷夜间的不安情绪不仅影响自身的身心健康,也极大地加重了他老伴的负担,甚至可能影响到整个病房的氛围。如何有效管理他的夜间不安,既是对护理技巧的考验,也是对心理护理能力的挑战。我们需要深入了解王大爷夜间不安的根本原因,通过多种方式,如调整环境、提供心理慰藉,以及必要的医疗干预,来帮助他获得更好的夜间休息。

同时,这两大挑战也考验着我们与王大爷及其家庭的沟通能力和家庭支持系统的建立。如何在维护王大爷尊严和自主性的同时,有效地与其家人沟通,共同制订护理计划,并提供必要的支持与教育,对于护理工作的成功至关重要。这需要我们不仅有专业的医疗和护理知识,更要有同理心和创造性的思维方式。

护理团队通过个性化关怀、连贯性服务、夜间护理策略、家庭支持与教育,以及团队协作五个维度,为王大爷提供最适合的护理服务。

个性化关怀的第一步是与王大爷进行深入的沟通。我花了数个小时,通过温暖的对话,缓缓地揭开了他对小笼包的情感背后的深层含义。王大爷回忆起了他与老伴早年的生活片段,小笼包不仅仅是一种食物,更是他们共同生活中的甜蜜回忆。通过这些对话,我逐渐了解了王大爷的个性和需求,这为提供更加个性化的护理打下了基础。

为了让王大爷能够在日常生活中感受到连贯性和认同感,我提出制作一个关于小笼包的故事书。这个故事书融合了王大爷与老伴的共同回忆,以及他们关于小笼包的温馨故事。通过与他的老伴共同回忆和整理故事,不仅加强了故事的真实性,也进一步加深了他们之间的情感联系。当王大爷在阅读这本故事书时,不仅能够激发他的记忆,也能在心灵深处感受到温暖和安慰。

针对王大爷夜间不安的情况,我们定制了一套夜间安宁计划。计划中包括在他的房间播放轻柔的音乐,这些音乐是他和老伴共同喜欢的旋律,能够在夜间营造一个安静平和的环境。同时,使用光线柔和的夜灯,避免夜间环境过于黑暗,引起不安。此外,通过安全的香薰机释放小笼包的香味,利用嗅觉记忆激发王大爷的美好回忆,帮助他更好地放松和入睡。

为了支持王大爷的老伴,我组织了一系列的教育和支持会议。在会议中,我向她详细解释了王大爷的病情和他夜间行为的可能原因,同时提供了一些实用的策略和技巧,帮助她更好地理解王大爷的病情和应对照顾过程中的困难。通过这些会议，王大爷的老伴不仅获得了必要的知识和技能，也感受到了医疗团队的支持和关怀，减轻了她的心理负担。

实施叙事护理的过程中，与其他医疗团队成员的紧密合作至关重要。我定期与医生、营养师、心理咨询师及其他护理人员进行交流，确保王大爷的护理计划得到全面和一致的执行。我们共同关注王大爷的进展，根据他的反应和需要调整护理计划。同时，也为他的老伴提供了一个多学科的支持网络，确保她在这个艰难时期不是孤单一人。

通过这五个维度的全面实施，叙事护理不仅提高了王大爷的生活质量，也为他的家庭带来了支持和希望。这种以人为本、关注个体故事的护理模式，展示了在面对认知障碍等复杂病症时，医疗与护理的温情与深度。

在实施叙事护理数周后，我们通过细致的观察和评估，开始见证王大爷情况的积极变化。首先，他的情绪变得更加稳定，对周围环境的反应也更加积极。通过故事书的阅读和夜间安宁计划的实施，王大爷夜间的不安情绪明显减少，睡眠质量得到改善。更为重要的是，他与老伴之间的互动增多，情感联系明显加强。老伴也表示，通过参与叙事护理过程，她感到自己更被理解和支持，夫妻间的情感交流更为顺畅。

根据这些评估结果，我们对护理计划进行了一些细微的调整，以进一步提升护理效果。例如，增加了一些与王大爷和他老伴共同兴趣相关的音乐和故事内容，以进一步促进夫妻间的共鸣和交流。同时，针对王大爷偶尔仍有的夜间不安情绪，我们引入了更多个性化的安抚措施，如轻触按摩。

通过叙事护理，王大爷的生活质量得到了显著的提升。这一过程不仅强化了他与老伴之间的情感联系，也为他们提供了一种新的、富有意义的互动方式。此外，整个护理团队在实施叙事护理的过程中也获得了宝贵的经验和成长。我们认识到，护理工作不仅仅是治疗患者的身体疾病，更重要的是触及患者的心灵，了解并满足他们的情感需求。叙事护理强调以患者为中心的护理理念，通过故事的力量，搭建起医护人员与患者之间深度的情感连接。这一过程证明了，即便面对认知障碍这样的挑战，爱、理解和尊重仍然能够跨越疾病的障碍，为患者和家庭带来希望和慰藉。

上海市宝山区罗店医院护理部　吴　燕

坐月子的痛

　　田田刚刚经历了生命中的重要时刻——成为一名母亲。然而，伴随新生命的到来，也有着难以言说的不适和压力。按照当地的传统习俗，她在生完宝宝后进入了"坐月子"的阶段，这个阶段禁止洗澡、洗头发等，这让她感到极度不适，甚至处于产后抑郁的边缘。面对这样的情况，我如何通过叙事医学的方法来帮助她呢？

　　我作为社区家访护士，初次拜访田田时，田田是一位刚刚经历了生命中重大变化的新手妈妈。她来自一个重视传统的家庭，这些传统观念对于"坐月子"有着严格的规定。通过我们的初次对话，我逐渐了解到了她的个人背景：一个充满爱但也充斥着传统束缚的家庭环境，以及新生儿母亲这个角色所带来的喜悦和挑战。田田分享了她在遵循传统"坐月子"期间的不适和孤独感，这为我提供了深入理解她的需求和挑战的窗口。这次家访奠定了护理关系中提供有效帮助的基础。

　　田田的情况向我们展示了两个主要的挑战，它们相互交织，形成了一个复杂的问题网络。

　　首先，传统文化在产后护理方面的严格要求对她产生了实质性的影响。这些要求限制了她在个人卫生习惯上的自由，特别是禁止洗澡和洗头发，导致她在身体上极度不适。这种身体上的不适进一步加剧了她的心理负担，因为这些要求与她对于一个舒适、干净的恢复环境的期望背道而驰。

　　其次，由于身体不适，加之缺乏家人的足够的支持和理解，田田的心理压力逐渐增大，使她处于产后抑郁的边缘。产后抑郁不仅影响母亲的心理健康，还会影响母婴关系的建立及家庭的整体幸福。田田的情况突显了身体不适与心理压力之间的相互作用，这种互动形成了一个恶性循环，不仅使她感到孤立无援,还加剧了她的抑郁症状。

面对这样的挑战,我的任务是打破这个恶性循环,通过叙事医学的方法,为田田提供一种全面的支持和解决方案,制定了一个以她为中心的护理计划。

首先,通过对话,我与田田一起探讨了她对"坐月子"这一传统的个人看法和体验。这种开放式的沟通帮助我更好地理解了她内心的感受和需求,使我能够在护理计划中更加注重她的个性化需求。在这个过程中,我鼓励田田表达她的不安和不适,同时也分享了其他妇女如何平衡传统观念与现代护理方法的故事,以此来激发她对改变的信心和希望。

我向田田介绍了产后恢复的科学知识,强调了身体卫生和心理健康的重要性。我解释了适度清洁对身体恢复的益处,并讨论了如何在尊重传统的同时采取适当的个人护理措施。通过提供这些信息,我帮助田田形成了一个更健康、更科学的产后恢复观念,使她能够在遵循传统的同时,也照顾到自己的身体和心理需求。

为了帮助田田建立一个坚实的家庭支持系统,我与她的家人,尤其是她的母亲进行了多次沟通,解释了产后恢复的现代观念,并强调了家庭支持在产后恢复中的重要性。我还介绍了社区资源,如产后抑郁支持小组和心理咨询服务,以确保田田能够获得全方位的支持。

为了给田田的产后恢复过程增添连贯性和意义,我鼓励她记录下自己的感受、进步和宝宝的成长点滴。我为她提供了一个日记本,鼓励她能够以文字和图片记录这段特殊的时光。这不仅帮助她在艰难时刻找到前进的动力,也为她和她的宝宝留下了一份珍贵的回忆。

考虑到田田的具体情况,我为她制定了一个包含身体恢复和心理调适的个性化护理计划。计划中包括了适合产后的温和运动,如散步和瑜伽,以及简单有效的放松和应对压力的技巧,如深呼吸和冥想。我还安排了定期的家访和远程咨询,以便及时调整护理计划,确保满足田田恢复过程中的各项需求。

通过这些细致入微的护理措施,我不仅帮助田田在身体上恢复了健康,也在心理上为她提供了支持和安慰。这个以叙事为核心的护理计划,不仅促进了田田的个人恢复,也加强了家庭的理解和支持,最终为她创造了一个充满爱与希望的恢复环境。

在整个叙事护理过程中,我通过定期的家访和远程沟通,密切跟踪田田的恢复进展。在每次沟通中,我都会注意到田田在身体和心理上的细微变化,包括她的情绪波动、身体恢复情况以及与家人互动的质量。这些观察为评估护理计划的效果提供了重要依据。

特别是田田的心理状态，我通过观察她的表达、情绪及日常活动的参与度，评估她是否有从产后抑郁中恢复的迹象。此外，我还关注她与宝宝之间互动的变化，以及她对护理计划各方面的反馈。

根据评估结果，我及时调整了护理计划，以更好地满足田田的需求。例如，当发现某些放松技巧对她效果不大时，我会引入新的方法，或是在她感到特别压抑的时候增加家访频次，以提供更多的支持和鼓励。

通过叙事医学的护理，田田的个人状态经历了显著的转变。她不仅恢复了身体的舒适，心理状态也得到了极大的改善。更为重要的是，这个过程加深了她与家人之间的沟通和理解，为她打造了一个温暖而坚实的支持网络。这段护理经历不仅对田田产生了深远的影响，也为我们这个社区产后护理的观念和实践留下了宝贵的实践启示。

上海市宝山区罗店医院外科　张　丽

暴躁的庞婆婆

有人说"被误解是表达者的宿命",在日常的宣教中,我们常常因为词不达意或者语言不接地气,让患者听得一头雾水,没有认识到想患者所想才能解患者之忧。叙事护理让我认识到这一点,这正是它的魅力所在。为了真切体会叙事护理带来的好处,我便总想着找机会去实践。

刚接待庞婆婆时,她是一个精神抖擞、步伐稳健、个子小小、脸上总挂着微笑的慈祥老人,与庞婆婆的接触,总让人感到开心。要不是她走几步就喘不上气,很难想象她是一个患者。

有一天,当我刚走进庞婆婆的病房为她进行输液治疗时,就感觉到了一股低气压,抬头看庞婆婆坐在床边,面露难色,叫她也没有清脆爽朗的回答了,取而代之的是庞婆婆少见的唉声叹气。我看向庞婆婆床边站着的她的女儿,她对着我们苦笑了一下。我转而问向庞婆婆:

我:"怎么啦?婆婆,什么事让您不开心呀?"

庞婆婆一脸不耐烦道:"什么事,还不是你们,非要让我记每次上厕所解了多少小便,弄得我多麻烦呀,上厕所都不自由了。"

我连忙道:"哦哦,是因为这个呀!"

因为庞婆婆下肢中度水肿,医生根据她的病情给她使用了利尿剂,这就需要了解她每天的尿量情况:每次上厕所,就得先把小便倒在量杯里看看有多少才能倒掉,这给庞婆婆增加了一些麻烦,让她特别不理解,也不太乐意去做。

如果这时我直接反驳庞婆婆,可能会适得其反,于是我试着与她沟通。

我耐心地说:"确实呀,每次都要记确实会有一些麻烦,但是婆婆您能够坚持这么久,已经很棒啦,我看您水肿也因此减轻不少呢!"

庞婆婆:"是吗?可我还是觉得麻烦,感觉没必要这么费事。"见庞婆婆依旧如此,我并不气馁,转而问道:"婆婆,您见过农村种水稻吗?"

她自豪地说:"这哪个不晓得,我当年下乡还种过呀!"

我问:"那婆婆我要考考您了,要是水稻田里水多了怎么办呀?"

她接着说:"这还不简单,开个沟渠,把多余的水放出去不就得了。"

我又问:"那我们怎么知道放多少水才够呀?"

她说:"你就看水位到水稻的哪个位置呀,现在的孩子哟,连这都不知道。"

我笑着附和道:"我哪有您懂得多呀,您在这方面是专家呢!那您看着,您记自己的尿量情况,像不像给水稻田放水呀,把多余的水放出来,水稻才会长得更好,而您把身体里多余的水分排出来,是不是对您的身体就更好呀!"

她笑着说:"哈哈,你这孩子,在这里等着我呐!不过听你这样说,我觉得心里舒服多了,我也好好地给我身体放放水,让我的水稻长得更好。"

我说:"您能这样想,我就放心了。"我俩互相看着对方,不约而同地笑起来。

后来,每一次去登记庞婆婆的尿量,她总能用她清脆的嗓音,大声地向我们汇报准确的数字,连她的女儿也说,庞婆婆现在都是开开心心地记录自己的尿量,一点没嫌麻烦了。

没过多久,庞婆婆的水肿消退,顺顺利利地出院了。看着她离开病区时笑盈盈的脸庞,拉着我们的手向我们说着感谢,我心里觉得暖暖的。我想,也许这就是叙事护理带给我们的帮助,它让我们更加理解患者所想,更能换位思考,更加能从患者的实际需要出发,给予他们迫切需要的,而并不是一味地刻板宣教,不但达不到宣教目的,更不能走进患者内心。有时候用一点技巧,多一点理解,暴躁的婆婆也可以变得很可爱。

有时治愈,常常帮助,总是安慰。在治疗疾病的同时,关注患者的心理健康,给予他们战胜疾病的勇气,这也许就是叙事护理的魅力吧!

上海市宝山区罗店医院肿瘤科　谢君怡

中医的自信疗愈

在冬日的寒风中,李先生踏入医院,像许多面临治疗的人一样,他的内心充满了恐惧和焦虑。这份情绪并非仅仅因为对疾病的担忧,更多的是来自对未知的恐惧和忧虑,尤其是即将接受的中医肛肠外科治疗。

陈医生和小汤护士是李先生的主治医师与主管护士。他们不仅是技术精湛的专业人员,更是温暖和希望的传递者。当他们向李先生介绍中医肛肠外科的"痔漏传统治疗法"时,话语中满载着鼓励和理解。通过细致入微的沟通,李先生不仅了解了这种独特的治疗方法,而且对整个治疗过程有了更深的认识。这种认识不仅减轻了他的焦虑,更在他心中播下了希望的种子。

综合护理带来了温暖与力量,小汤护士在李先生的综合护理中发挥了关键作用。从中药敷贴、耳穴压丸到芳香疗法,每一项护理都体现了中医肛肠外科对患者身心恢复的全面关怀。这些综合护理手段不仅促进身体的愈合,更重要的是,在精神层面为李先生提供了巨大的支持。随着治疗的深入,李先生的内心世界发生了显著的转变,恐惧和忧虑逐渐消散,取而代之的是对生活的期待和对未来的乐观。

随着时间的推移,李先生在陈医生和小汤护士的专业治疗和细心护理下逐渐恢复。当他再次踏入医院进行复查时,那曾经布满忧郁和恐惧的面孔现在绽放着灿烂的笑容,他深切地感激陈医生和小汤护士,是他们的专业与关怀让他恢复健康,重获新生。

李先生的故事不仅见证了中医肛肠外科"痔漏传统治疗法"的独特魅力和有效性,更展示了中医注重整体治疗理念——不仅关注疾病本身,更注重患者整体的身心恢复。这一理念通过陈医生和小汤护士的实践得到了完美体现,他们用自己的专业和爱心,为李先生提供了一个全方位的疗愈体验,帮助他战胜疾病，找回了对生活的热爱和希望。这也体现了中医的疗愈哲学。

　　这不仅是一个疾病治愈的故事，更是一个关于信任和希望的故事。在这里我们看到了中医传统疗法的独特力量，更感受到了医护人员与患者间的温情与爱。

上海市宝山区罗店医院中医科　杨英楠

护理中的"他"力量

在医院的重症监护病房里，一个穿着紫红色洗手衣的身影格外引人注目，他就是小张护士，在这个以高强度、高风险著称的环境中，小张不仅凭借专业的医疗护理技能赢得了同行的尊敬，更以其独到的情感关怀和沟通方式，成为了患者和家属之间沟通不可或缺的心灵桥梁。

情感的力量可发挥重要的作用。面对云兰老太及其家人的焦虑与恐惧，小张护士选择了深入地进行情感交流，而不是仅仅停留在医疗流程的解释上。他用同理心和情感表达能力，为这个家庭带来了前所未有的安全感。他坚信，真诚的关心和耐心的倾听，能为患者和家属带来心灵上的治愈。这种信念支撑着他积极应对重症监护病房工作中的种种挑战。

小张护士的努力不仅限于提供专业的医疗护理，他更致力于搭建起一座医患沟通的桥梁，连接患者和医护人员的心灵。通过邀请云兰老太的家属进入重症监护病房，让他们亲眼见证医疗与护理的每一个细节，小张用自己的行动向家属传达了一个信息：在这场与疾病的斗争中，他们并不孤单。

在重症监护病房这个特殊的"战场"上，小张护士也展现了男性护士的独特优势。他的身体力量让他在搬运患者和辅助进行康复锻炼时显得格外得心应手。但与此同时，他还拥有一颗坚强而又温柔的心，总是能在患者和家属最需要安慰的时刻，提供最及时的关怀和支持。这种力量与温柔的结合，使他在重症监护病房中的每一天都充满了意义和价值。

小张护士的故事是一首赞歌，颂扬了那些在重症监护病房这样高压环境下仍能展现出温暖人心的力量的医护人员。他的故事激励着每一位医护人员，无论男女，都能在这个高压环境中找到自己的位置，用专业知识、温暖的心灵和不懈的努力,为患者和家属带来光明和希望。在医患之间架起心灵的桥梁,是每一位从事医疗护理工作的人的使命,而小张护士正是这一使命的杰出代表。

上海市宝山区罗店医院重症监护病房　汤　露

希望的种子

在医院的手术室里，阳光透过窗户洒在洁净的地板上，似乎为这紧张的环境带来了一丝柔和的温暖。这是一个特殊的日子，35岁的孕产妇婷婷（化名）正躺在手术台上，静静地等待着她的第二个孩子的到来。但婷婷又是一位地中海贫血患者，这种遗传性疾病使她的妊娠过程充满了挑战和不确定性，尤其是作为一名高龄产妇。

尽管有着第一次为人母的经验，但面对这次剖宫产，婷婷的心中依然充满了忧虑和恐惧。小张护士注意到了婷婷的紧张情绪，他用温暖的话语和细心的照顾，试图缓解她的情绪。

小张护士和手术团队的每一位成员都了解她的特殊情况，他们制定了专门的医疗方案，并在手术前后给予了婷婷最大的支持和鼓励。在手术过程中，小张护士用家乡的方言与婷婷聊天，让她感受到了一种特别的亲切和安慰。这份特别的关怀让婷婷感到自己并不孤单。

当那响亮的啼哭声打破了手术室的静寂时，所有人的心中都涌起了强烈的喜悦和感动。梅医生和她的团队顺利完成了剖宫产手术。尽管婷婷原本希望能有一个女儿，但当她看到自己新生的儿子时，所有的遗憾都化为了对这个新生命的无限爱恋。

这是生命的力量。医护人员用专业技能和深切关怀，为婷婷和她的宝宝播下了希望的种子，帮助他们安全度过了这一重要的时刻。婷婷的经历提醒我们，即使在困难和挑战中，生命的力量依然强大而神圣。

这个故事不仅是婷婷和她宝宝的故事，更是所有医护人员和每一位勇敢的母亲的故事。它讲述了在生命最脆弱的时刻，爱和希望如何转化为无穷的力量，帮助我们超越恐惧和绝望。在每一次生命的诞生中，都有无数个小张护士和梅医生这样的医护人员，用他们的专业和爱心，守护着每一个新生命的到来，让这个世界因为他们的存在而变得更加温暖和光明。

上海市宝山区罗店医院手术室　朱佩雯

雨后的彩虹

在医院的一隅，护士雯雯以她的细致入微和温暖的话语，成为了病房中不可或缺的情感纽带。她的工作常常超越了常规的护理技术，更多地融入了对患者的陪伴和情感支持。在这个充满挑战的环境中，雯雯深知，每一位患者背后都有着属于他们自己的故事，而她，则是那个倾听和理解他们故事的人。

祖孙间的羁绊

当全国都沉浸在欢度春节的喜庆气氛中时，雯雯的外婆因健康问题再次住院。外婆年事已高，患有重度积水和多重并发症，她的身体状况让全家人都深感担忧。外婆性格坚韧而倔强，即使在疾病面前，她依然保持着一份独立与尊严。面对外婆的情况，雯雯决定将外婆转入自己所在的科室，亲自参与治疗，并承担起照顾外婆的责任。

叙事护理的力量

面对外婆身体状况的严峻和她对导尿管治疗的抵触，雯雯决定运用叙事护理的方法，尝试从外婆的视角出发，理解她的担忧和恐惧。通过耐心的交流和深度的倾听，雯雯逐渐打开了外婆的心扉。她的同理心和温暖的陪伴最终让外婆接受了导尿管的治疗，这不仅方便了日常照顾，更为外婆的康复创造了条件。

治疗后的彩虹

外婆的治疗过程虽然艰难，但在雯雯和全家人的共同努力下，外婆的状况逐渐好转。从最初的抵触到最后的接受，这一过程不仅是疾病与治愈的跋涉之路，也是一个关于情感理解和信任建立的过程。当外婆最终康复出院那一刻，家人的心中充满了喜悦和感动。外婆的康复不仅是对抗疾病的胜利，更是生命力量的证明。

雯雯的故事如一幅细腻的画卷，展现了在医护工作中情感支持的重要性。在疾病和痛苦面前，医护人员不仅是治疗者，更是患者情感上的支柱和慰藉。这不仅是一个关于治愈和希望的故事，更强调了在医疗护理中情感交流和理解的不可或缺。就像雯雯和她的外婆一样，每一位患者和护理人员之间都能建立起情感的桥梁，在风雨过后见到那道期待已久的彩虹。

上海市宝山区罗店医院中医科　陈文彧

共感的力量

　　矿工张大伯长年累月地在矿下辛苦工作使他患上了尘肺病。这种职业病不仅蚕食着他的健康，也给他的家庭带来了沉重的负担。张大伯的妻子李婶是个朴实勤劳的农村妇女，面对丈夫的疾病和家庭的困境时，她感到无比绝望。

　　我作为张大伯的护士，有幸成为了他们生命旅程中的一位伴行者。在这个家庭最需要帮助的时刻，我的工作不仅仅是提供技术性的治疗，更重要的是，我尝试理解他们的痛苦背后的故事，提供情感上的支持和陪伴。

　　共情的建立很重要。尘肺病是一种慢性疾病，治疗过程漫长且充满挑战。在与张大伯及其家庭的互动中，我深切地感受到了他们内心的恐惧和不安，我逐渐理解到，张大伯的痛苦不仅来自身体的疾病，更来自对家庭责任的担忧和对未来的不确定。

　　提供情感支持是核心。在治疗过程中，经常陪伴张大伯与他进行深入的交流，鼓励他表达自己的感受和担忧。同时，我也积极与李婶沟通，帮助她理解张大伯的疾病和具体治疗过程，让她感到在这段艰难的日子中她并不孤单。

　　康复训练的陪伴起了关键的作用。除了日常的医疗护理，我还陪伴张大伯进行康复训练。通过呼吸练习和适度的体能锻炼，帮助他缓解症状，改善生活质量。在康复过程中，张大伯逐渐感受到了症状逐渐好转，内心充满希望，他的积极性也在不断提升。

　　随着治疗时间的推移，张大伯的病情得到了一定程度的控制，他的身体和精神状态都有了明显的改善。他非常感谢医护团队的专业医治，并特地对我说："是你给了我战胜病魔的信心和力量，让我重新找到了生活的希望。"这一句简单的话语，让我深刻地体会到了作为一名护士的意义和价值。

这不仅是张大伯和他家庭的故事,也是每一位面临疾病挑战的患者和家庭的故事。它告诉我们,医护人员的共感和理解,可以成为患者和家庭在面对疾病和困境时最坚实的支持。通过用心的陪伴和专业的护理,我们可以帮助他们找到克服困难的勇气,一起走过风雨,迎接属于他们的平静的港湾。

上海市宝山区罗店医院外科　吴依萍

窝心的薄阿婆

"薄大爷,您又来啦!"听见走廊上,小宋护士亲切地与薄大爷打招呼。不一会儿,薄阿婆就推着薄大爷来到了护士站,"张老师,我们又来了,今天的床位有了吗?让我先推老头去床位吧!我还有好多东西要去拿呢!""好的好的,23床,靠窗的,您先推老公公去吧!"我停下手中的活,热情地回应着薄阿婆。这是薄大爷来我们科住的第 N 次院了,已经是我们的老朋友了。

"动一动,老头,来动这条腿,快点儿,你倒是配合啊……"一个身高不足 155 cm、古稀之年的老太太,正用尽全身力气为一个身高足足 170 cm、体重 80 kg 的卧床老爷爷翻身。

"阿婆,我来帮您。"闻声而来的我,半点不敢怠慢,快步走进病房。

"哎!张老师,没事的,我自己可以。"说着就一把将病床上的老伴儿生拉硬拽地往上拖。

"阿婆,您先别急,听我说。长期卧床的老公公,皮肤是很脆弱的。也心疼您,怕您一个人做这些操作吃不消啊。"说着,我就将护士们叫到床旁,大家齐心协力将老爷子搬运到舒适体位。"阿婆您看看?人多力量大吧!最主要省力啊。您都 70 多岁的人了,外孙女都快结婚了,长此以往,您的腰哪能受得了呢?我看您一直绑着腰托呢!"我语重心长地说。

薄阿婆看着我,泪水夺眶而出:"唉!两个女儿都忙,我不照顾谁照顾!没办法呀!"薄阿婆哽咽着继续说:"昨晚一宿没睡觉,起来四五次,因为老伴发烧,用了药一直在出汗,我就一直给他擦身体,没敢停,衣服都换了好几件……"说着说着,薄阿婆瘫倒在地,崩溃到了极点,放声痛哭起来。

我揽过薄阿婆肩膀,轻声安抚道:"能看出来,您照顾老伴儿特别精心,看您平时一直用按摩器在给他按摩,您和老伴儿感情很好。咱们要相信,老公公会一直这么坚强地活下去的！"

薄阿婆抬头看看我啜泣着："是啊！两年前，他鼻咽癌复发后，外面大医院都回绝我们，说活不了三个月，但是来到你们医院，在你们大家的精心医治下，一转眼都过去两年了，真是太感谢你们了。可我越来越老了，一直这样陪着他，也真是吃不消啊！"

我："那您觉得可以用一个词语，形容您目前这种状态吗？"

"窝心。"薄阿婆低下了头。

"这个'窝心'给您带来了什么？"我紧跟其上说。

"不知道怎么做才是对的，憋屈啊，觉得自己好没用。"薄阿婆看起来又委屈又沮丧。

我默默点点头，示意可以继续。

"以前我除了文化水平低点，其他田里、家里的活儿，我可是一把好手啊，老头一直在外面上班，家里的老人和两个女儿都是我照顾的。我那时身体可棒啦，从来没有生过病，照顾老人、孩子，没有一点问题。现在两个女儿都出嫁为人母了，一个还做了老师。"说到这儿薄阿婆露出了欣慰的笑容。

我也竖起大拇指由衷称赞。

薄阿婆话锋一转："不知从什么时候起，心情变得很糟，脑袋里天天嗡嗡响，乱得不行，憋得有时喘不过气来。"顿了顿，她接着说，"我想为家庭做贡献，像我年轻时候那样游刃有余，大大小小事情都由我来操持。可现在，我感觉自己像个废物，连老伴都照顾不过来。女儿那边又那么忙，不但要忙学校的工作，还要为了我和老伴在医院里能吃好，天天来送饭。"

我："您刚才说您脑袋里天天嗡嗡响，乱得不行，憋得有时喘不过气来，这个情况有没有跟您女儿讲？"

薄阿婆："怕女儿担心，怕影响她们工作，没讲过。"

我："如果我用左手代表您继续一个人心身疲惫又窝心地强撑下去，右手代表您和女儿们尽快沟通，共同分担。让我们试着想一想，左手这边会向哪个方向发展，右手这边又会向哪个方向发展？"

薄阿婆："左手这边我迟早会被累倒，到那时候我女儿都不知该照顾我还是她父亲，我会更难过更不愿看到。"阿婆恍然大悟，"那就右手边，我要打开心门，把我的心声和女儿们讲讲，全家齐心协力共渡难关。"

我："您女儿天天往医院里送饭，怕你俩在医院里吃不好，让我们想一想，她们舍得让您这么'窝心'吗?"

薄阿婆使劲地点头:"当然舍不得。现在我要改变策略,让女儿们也参与进来,对她们而言,这何尝不是一种爱的陪伴呢!张老师说得在理。别看我70多岁了,一直都很独立,不依赖任何人。但对老伴的照顾,我一个人还是不够的。"薄阿婆拉着我的手感激地说道。

隔天薄阿婆的女儿专程来病房找我,激动地说:"张老师,感谢你一次次为我母亲疏导,感谢你们对我父亲无微不至地照顾。我妈最近改变很大,从之前强颜欢笑、不愿意和我们分享心情、总爱生闷气,到现在让我们与她一起照顾父亲,脸上也多了很多笑容,是你们打开了她的心结,改变了她!"

感恩遇到叙事护理,让我学会了在工作中,用对话帮助患者家属,让他们打开心结,带给他们温暖和力量。我的内心也很愉悦,悦人悦己,感恩遇见。

上海市宝山区罗店医院肿瘤科　张玉琼

疫情下的光与爱

在抗击新冠疫情的艰难时期，隔离病房内，一个特别的身影引起了人们的注意——她是李阿姨。李阿姨作为一名新冠患者，进入隔离病房后做起了志愿者。

初入隔离病房

李阿姨被隔离治疗时，她身边大多是比她病情严重的患者和日夜奔波、穿着厚重隔离服的医护人员。她曾是一名经验丰富的护士，退休后的生活本应平静而简单，眼前这一切唤醒了她内心深处的使命感。看到年轻的护士们拖着疲惫的身体穿梭在病床之间，密不透气的防护装备下是难以掩饰的疲惫与汗水，李阿姨的心被深深触动。李阿姨决心成为隔离病房的志愿者，她再次穿上了白衣，站到抗疫的第一线。

志愿者的日常场景

在隔离病房里，李阿姨的存在成了最温暖的风景。她不仅帮助医护人员进行基础的护理工作，减轻他们的负担，更重要的是，她用自己的话语和行动给予每一位患者心灵上的慰藉和鼓励。在那个特殊的时刻，李阿姨成为了患者和医护人员之间的桥梁，她传递的不仅是温暖，更是对生命的尊重和爱护。

生命的考验

然而，命运对李阿姨的考验并未就此结束。在无数个日夜的付出后，李阿姨的身体出现了异常，她出现了并发症——心力衰竭。这个消息让整个隔离病房的医护人员和患者都感到悲痛和不忍。李阿姨，这位在疫情中无私奉献的英雄,现在却面临着生命的威胁。

在生命的最后日子,李阿姨依然保持着乐观和坚强。她对医护人员说:"能在最后的日子里,为这场战'疫'贡献自己的力量,我没有遗憾。"李阿姨的离去让所有人都深深地感受到了生命的脆弱和宝贵,同时也感受到了爱与奉献的力量。

李阿姨的事迹展现了一位普通老人在特殊时期的非凡勇气和无私奉献,她用行动诠释了什么是真正的爱心和责任。她的故事是对所有抗击疫情的医护人员的致敬,更是对生命最深切的歌颂。在这场全球的危机中,每一个像李阿姨这样的个体,都用自己的方式照亮了周围的人,让他们看到了希望之光。

上海交通大学医学院附属第九人民医院颌面头颈肿瘤科　毛　艳

背后的真相

在医院走廊上，医生和护士穿梭于病房之间，患者和家属来来往往，脸上或带着焦虑，或带着期待。在这里，每一个眼神、每一次交流、每一个决定都充满着深意。在这样的环境下发生的故事，需要我们挖掘"背后的真相"。

张先生是一位患有糖尿病的中年男性，他因为糖尿病引起的并发症而入院治疗。他的主治医生是一位年轻的内科医生——李医生，她对张先生的病情给予了高度的关注和精心的治疗。然而，张先生却对李医生产生了严重的误解。

张先生的病情需要定期检查血糖并调整药物剂量，但他却误以为李医生的频繁检查是因为她缺乏经验，因而不信任她的医疗决策。这种误解加剧了张先生的焦虑，他开始抱怨医院的服务，甚至拒绝配合治疗。李医生及时关注到张先生的情绪变化，她决定与张先生仔细交流一下。

倾听与理解

在这场深入的交流中，李医生展现出了超越常规医疗关怀的同理心。通过细致的询问，李医生得知张先生对治疗过程的不信任源于他对疾病的恐惧及对未知治疗结果的焦虑。她意识到，张先生的抵触和不满其实是他内心不安的体现。

李医生用平和的语气，详细解释了糖尿病的病理机制，以及为何需要频繁监测和调整治疗计划。她向张先生说明了如何根据血糖变化制定个性化的治疗方案，并强调这是为了更精确地控制病情，避免可能的并发症，这一番话让张先生感到安心。

更为关键的是，李医生分享了自己选择成为医生的初心——帮助患者战胜疾病,改善他们的生活质量。她向张先生表达了自己作为一名医生的责任感和承诺,即不仅要治疗疾病本身,更要关心患者的整体福祉。

真相与转变

随着对话的深入,张先生逐渐卸下了他的防备,心境也发生了显著的变化。李医生的耐心解释和真诚关怀触动了他,使他意识到自己对医生的不信任实际上根源于对自身健康状况的恐惧和对未来的不确定。他开始理解,李医生的严格监控并非出于缺乏经验,而是一种专业的、负责任的医疗行为,旨在为他提供最合适的治疗方案。

这次心灵的触碰促使张先生重新评估了自己在治疗过程中的态度。他认识到,健康的恢复不仅需要医生的专业知识和技能,更需要患者的积极参与和配合。从那时起,张先生开始主动了解自己的病情,与李医生开展更加坦诚和有效的沟通。他不再抗拒治疗和检查,而是成为了自己健康恢复过程中的积极参与者。

这一转变不仅改善了张先生的治疗效果,使他的病情得到了更好的控制,也极大提升了他对生活的积极态度。

张先生的故事提醒我们,在医疗实践中,表面的行为和反应背后往往隐藏着患者的恐惧、焦虑和误解。通过倾听和沟通,医生和患者可以建立起相互理解和信任的桥梁。在医院这个特殊的环境中,倾听、理解和沟通是连接医患之间最重要的桥梁,是揭示真相、解决问题的关键。

上海市宝山区罗店医院护理部　吴　燕

分担让痛苦减半

在繁忙的医院走廊里,脚步声、交谈声和仪器的嘀嗒声交织在一起,形成一种独特的氛围。其中,有一个声音格外引人注意——那是来自302病房的结肠癌患者孙先生的呻吟声。他正承受着难以言表的痛苦,他的呻吟声低沉而颤抖,带着无尽的痛苦和无助,每当听到这样的声音,护士月月的心便不由得紧缩。

孙先生是一位年近70的老人,原本性格乐观,但自从被诊断出结肠癌后,他的性格发生了巨大变化。疾病的折磨使他日渐消瘦,往日的笑容不再,取而代之的是持续的痛苦和深深的绝望。月月作为孙先生的责任护士,深知自己肩负着重要的责任,她不仅要提供身体上的护理,更要关注他的心理状态,给予老人必要的支持。

建立信任的过程很关键

记得有一次,在为孙先生更换药物时,他紧紧抓住了月月的手,眼中充满泪水,哽咽地说:"月月,我真的好痛,不知道自己还能坚持多久。"面对孙先生的无助,月月心如刀割,她轻轻握着他的手,温柔地回应:"孙先生,您要坚强,我和我们的团队会一直在这里支持您。"

共情让他放下戒备

尽管月月的安慰并不能完全消解孙先生的痛苦,但她的坚持和共情逐渐让他敞开心扉。孙先生在夜里常因疼痛而辗转反侧,精神状态日益恶化。月月意识到,要真正帮助孙先生,必须更深入地了解他的内心世界。通过持续的对话,她逐渐发现孙先生最大的负担不是病痛本身,而是对家庭的担忧。

深入的理解与共情让他完美释怀

了解到孙先生的内心担忧后，月月开始尝试减轻他的精神负担。她与孙先生的家人进行了深入的交流，鼓励他们多来医院陪伴，同时组织医院的心理支持小组为孙先生及其家庭提供咨询，帮助他们共同面对这一艰难时刻。

在月月和医护团队的共同努力下，孙先生的家庭关系得到了显著改善，他的心理负担也逐渐减轻。他开始积极配合治疗，身体状况有所好转。尽管疾病依旧伴随着他，孙先生的心态却大为改观，他的笑容开始重新回到脸上，眼中重燃希望之光。

月月的努力和对孙先生的关爱让孙先生的负面情绪得到了缓解。从孙先生的故事中，我们看到了医患之间通过共情建立起的深厚信任关系。这种关系跨越了传统的医患界限，成为了心灵上的真正疗愈。在理解中寻求解脱，不仅是孙先生的故事，也是每一位致力于医疗护理的人的使命。

这个故事提醒我们，作为护理人员，我们的任务远不止于治疗病痛，更在于通过理解和关爱，慰藉患者的心灵，给患者带来力量，帮助他们在面对病痛时找到勇气和希望。

上海市宝山区罗店医院外科　朱天月

灵魂的触碰

在一个充满挑战的医疗环境中，叙事护理不仅是一种技术，更是一种艺术，一种通过语言和情感连接，触动患者内心深处的艺术。在上海的一家医院内，护士小王的故事展现了这种艺术的力量，在乳腺癌患者王大姐的治疗和康复过程中，护士小王扮演了至关重要的角色。

王大姐，一位50岁的乐观主义者，生活中充满了阳光和欢笑，突然间被诊断出乳腺癌的消息，像一道闪电劈入她原本平静的生活。医院成了她的频繁去处，化验单和医生的严肃面孔构成了她新的日常。在这个充满不确定和恐惧的环境中，护士小王的出现像一束光。

那是一个阳光明媚的午后，小王在完成日常护理工作后，注意到王大姐独自一人望着窗外，眼神中透露出深深的忧郁。小王决定停下手中的工作，坐在王大姐的床边，开始了一次深入的对话。

"王大姐，您今天感觉怎么样？"小王轻声问道。

王大姐轻轻叹了口气："小王护士，我很害怕。明天的手术，我不知道会怎样。"

小王握住王大姐的手，用充满同理心的语气说："我理解您现在的感受。手术和治疗确实很让人害怕，但我们有最好的医疗团队，我也会一直陪伴在您身边，我们一起面对。"

这次对话是一次灵魂的触碰。小王并没有使用复杂的医疗术语，而是用简单、真诚的话语，传达了支持和理解。她与王大姐分享了一些成功的康复案例，让王大姐感受到了希望。

在手术和后续的化疗过程中，小王一直是王大姐的坚强后盾。每次化疗结束，小王都会陪伴在王大姐身边，讨论她的恐惧、痛苦，甚至是日常生活中的小事,帮助她逐步克服心理上的障碍。

随着时间的推移,王大姐的病情得到了有效控制,她的情绪也逐渐稳定。她开始主动参与治疗,对抗疾病的决心更加坚定。在小王的帮助下,王大姐不仅在身体上得到了治疗,在心灵上也获得了巨大的慰藉和力量。

"小王,没有你,我不知道自己是否能这么快乐和坚强地走过这段路。"在一次复诊结束后,王大姐真诚地对小王说。

小王微笑回应:"王大姐,是您自己的坚强和乐观影响了我,我们是互相扶持的好朋友。"

这段经历不仅让王大姐重新找到了生活的信心和希望,也让小王更加坚信,叙事护理的力量无穷。通过倾听和对话,护士能够深入患者的内心世界,帮助他们找到战胜病痛的勇气。

这是一个关于勇气、希望与新生的故事,展现了在医患关系中,通过对话建立信任和理解的重要性,以及如何通过护理工作中的每一次心灵的触碰,帮助患者在生理和心理上都获得真正的疗愈。

上海市宝山区罗店医院外科　王珊珊

悲伤的共鸣

生命是一条流淌的河。在粉红色的乳腺外科病房里,作为一名护士,我像一艘小船,满载着爱与关怀,在这河流中穿梭,为患者带去希望的曙光。

李阿姨——一位与乳腺癌搏斗的勇士,尽管头发已斑白,但她那双明亮的眼眸却如同璀璨星辰,闪烁着坚定不屈的光芒。在与疾病的殊死战斗中,她从未放弃过一丝希望。

每次与李阿姨的交流都是一次灵魂的深度对话。尽管化疗让她日益消瘦,李阿姨始终咬紧牙关,默默承受着所有的痛苦。每次为她擦拭汗水时,我都会轻声安慰她,希望我的温柔能稍微缓解那些疼痛。

随着时间的推移,李阿姨的病情逐渐加重,她开始变得沉默寡言,眼神中透露出对未来的迷茫和恐惧。我知道,李阿姨最挂念的是她刚刚步入社会的儿子。她担忧自己若是离世,孤单一人的儿子将如何面对人生的风雨。

一个月色清朗的夜晚,我轻手轻脚地进入李阿姨的病房,只见她正独自坐在床边,眼神空洞地望向窗外。我轻声问道:"阿姨,您在想些什么呢?"

李阿姨缓缓转过头,泪水在眼眶中打转,声音哽咽:"小刘啊,我这病是不是没救了?我真的很担心我的儿子,他还那么需要我。"她的话语中充满了无助和悲伤。

我紧紧地握住她的手,心中也感到一阵剧烈的悲伤,但我知道此时我必须做她的坚强后盾。我轻轻擦干她的泪水,温柔地安慰她:"阿姨,您必须坚强。我们都会陪着您和您的儿子一起渡过这个难关。相信您的儿子,他能变得更坚强、更独立。"

在接下来的日子里,我不仅全心全意地照顾李阿姨的身体,还密切关注她的心理状况。我经常陪在她身边,倾听她的心声,用我所有的温暖和关爱驱散她内心的恐惧与孤独。我还主动与她的儿子进行沟通，鼓励他勇敢面对现实，学会照顾自己和母亲。

但生命的脆弱常常令我们措手不及。在一个宁静的夜晚，李阿姨静静地离开了这个世界。站在她床前，泪水模糊了我的双眼，思绪飘回与她共度的那些时光，那些曾经的温馨画面仿佛就在眼前。

在李阿姨的葬礼上，我默默地站在一旁，她的儿子双眼红肿，却透露出坚定和勇敢，仿佛在告诉自己的母亲，他会承担起生活的重担，不负母亲的期望。我深知，虽然李阿姨已离开人世，她的爱和坚强将永远留在亲人的心中。

这段经历让我深刻感受到了生命的脆弱与珍贵，让我更加明白作为护士的使命不仅要关注患者的身体健康，更要关注他们的心灵世界。当患者陷于失落与哀伤时，护士的陪伴和安慰能够带给他们无尽的温暖与力量。

从此，我更加珍惜与每位患者相处的时光，用我的知识和爱心关爱他们、温暖他们。我坚信，在这个世界上，总有一种力量，能够跨越生与死的界限，让人在悲伤中找到共鸣和勇气。而这种力量，就是我作为一名护士所要追求的目标。

上海市宝山区罗店医院外科　刘　娇

力量的转化

　　在上海的一家医院中，朱护士作为泌尿外科的一名资深护士，每天都会遇到许多人，他们各自带着自己的故事，面对着各自的恐惧与希望。她的任务不仅仅是治疗身体上的创伤，更多的是与患者进行心灵上的沟通，帮助他们在这段康复之路中找到勇气和力量。

　　宋奶奶的首次入院是她们的第一次见面。宋奶奶患有肾囊肿，这次住院主要是为了接受手术治疗。初次见面时，她注意到宋奶奶的神情中充满了忧虑与恐惧。在了解到宋奶奶对手术的恐惧后，她立刻采取了叙事护理的方法，通过详细讲解手术流程和术后注意事项，努力缓解宋奶奶的恐惧情绪。

　　在与宋奶奶的深入交流中，她发现宋奶奶的恐惧并不仅仅来源于手术本身，更多的是对未知的恐惧，以及对于身体恢复后可能发生变化的担忧。朱护士用耐心和关怀，像对待家人一样与宋奶奶沟通，试图找到那些能够触动她心灵的共鸣点，让她感受到在这个艰难时刻并不孤单。

　　两天后，当宋奶奶顺利完成手术，大家都松了一口气。但在术后的第四天，朱护士发现她情绪低落，整个人显得无精打采。通过细致的交谈，朱护士了解到宋奶奶对于未能及时拔掉引流管而感到失望和沮丧。这时，朱护士再次运用叙事护理的方法，与她分享了其他患者的康复故事，以及为何有时候耐心等待是必要的。朱护士告诉宋奶奶，每个人的身体状况和恢复速度都是独一无二的，不能简单地将自己与他人进行比较。

　　通过沟通，宋奶奶渐渐打开了心扉，她开始谈论自己的家庭，特别是那些在她生病期间给予她无微不至关怀的家人。宋奶奶的眼神重新焕发了光彩，朱护士看到了她内心深处那份对生活的热爱和对未来的向往。朱护士鼓励她，告诉她每一天都是新的开始，只要我们积极面对，就没有什么困难是不能克服的。

当宋奶奶顺利拔掉引流管，准备出院的那一天，她对朱护士说："小朱，谢谢你，是你让我看到了希望。"这句简单的话语深深触动了朱护士的心。朱护士不仅见证了宋奶奶康复的过程，也在与患者沟通中收获了宝贵经验。这份经历让朱护士更加坚信，良好的护患沟通是治疗过程中不可或缺的一部分，它能够帮助患者从恐惧中找到勇气，从绝望中看到希望。

上海市宝山区罗店医院泌尿外科　朱玉坤

在静默中提供的支持

　　我身着洁白的护士服，迈着轻盈而坚定的步伐，脸上挂着温和的笑容，穿梭在繁忙的病房走廊上。作为一名规培护士，我深知，在这个充满病痛和不确定性的地方，有时候，默默的陪伴比千言万语更能给予患者力量。

　　一天，我的责任床位上来了一位王奶奶。王奶奶是一位年近七十的老人，是独自一人来的医院，因甲状腺肿大而入院，需要接受一系列检查和手术。面对即将到来的手术，王奶奶显得异常紧张和焦虑，常常独自坐在病房的窗边望着楼下川流不息的人群，一言不发。我望着她孤独的身影，很想为她做点什么。

　　王奶奶需要的不仅是专业的医疗护理，更需要一份理解和陪伴。每天我都会抽出时间，静静地坐在王奶奶的身边，陪她一起眺望远方。我们之间保持着默契，让彼此的心灵在静默中相互靠近，我也会轻轻握住王奶奶的手，传递着一份无言的安慰。后来我和王奶奶熟悉起来，我会用柔和的声音，讲一些轻松愉快的故事，帮她缓解紧张和焦虑的情绪。

　　在我的陪伴下，王奶奶的心情逐渐好起来。她开始主动与我交流，分享自己的生活和感受。我耐心地倾听，有时给予一些建议和鼓励。通过不断加深交流，我不仅了解了王奶奶的顾虑和病情，更走进了她的内心世界，没想到我这样一个年轻的护士成为了她最信任的朋友和依靠。

　　随着手术日的临近，我意识到王奶奶需要更多的支持。我请来了带教导师，一起为王奶奶进行了更加深入的叙事护理。带教导师运用了丰富的经验，帮助王奶奶识别和调整她的负面思维模式，并引导她通过放松技巧来缓解焦虑。我们向王奶奶解释了手术的具体过程，耐心回答了她的疑问，帮助她建立起对手术的信心。

　　手术当天，我和带教导师早早地来到了病房，为王奶奶做好了术前准备。

我们用自己的专业知识和经验,为她提供了细致的护理和安慰。在王奶奶被推入手术室的那一刻,我紧紧地握住她的手,用坚定的眼神告诉她:"别怕,我会一直陪着您。"

手术进行得很顺利,王奶奶成功渡过了这一关。术后恢复期间,我依然坚守在她的身边,照顾她的饮食起居,关注她的病情变化。我用自己的实际行动,诠释着护士的职责和使命,也用自己的爱心和耐心,温暖着王奶奶的心灵。

在王奶奶出院的那天,她紧紧地拥抱着我,眼中闪烁着感激的泪光。她说:"谢谢你,小金护士,是你让我在这段艰难的时光里感受到了温暖和希望。我会永远记住你的陪伴和照顾。"

我微笑着回应道:"这是我应该做的。能够陪伴您走过这段路,也是我的荣幸。"

这个案例,只是我众多工作中的一个小小缩影。在我的职业生涯中,我将用自己的专业和爱心,陪伴患者走出他们的人生低谷。我相信,护士的工作不仅仅要提供医疗护理,更要用心灵去温暖和照亮患者的生活。我自己也在这份工作中找到了人生的价值和意义。

在和患者相处时,语言沟通固然重要,但在某些时刻,默默的陪伴也是具有无可替代的价值。在患者最脆弱、最孤独的时刻,我默默地陪在他们的身边,为他们提供最坚实的支持。

我的目光里充满了温暖和安慰,希望能让患者感受到生命的希望。我轻轻地握住他们的手,希望能传递给他们力量和勇气。这种无言的陪伴,不需要华丽的言辞,却能够深深触动患者的心灵。

在陪伴中,我听到了患者内心的呼唤,感受到了他们情感的起伏。我用心去聆听,用爱去感受,努力成为他们最坚强的后盾。这种支持,往往比任何语言都更加有力,更加深入人心。默默的陪伴,是一种无形的力量,它让患者感受到被关心、被理解、被支持。在这样的陪伴下,患者的心灵得到了抚慰,痛苦得到了缓解。

在这个充满挑战和变化的时代里,我用自己的行动诠释着护士精神,用自己的专业和爱心,温暖和鼓舞着患者。我记录下这个故事,呼吁更多的医务工作者去关注和理解患者,他们的情感需求和身体健康同等重要,只要我们用心关爱,一定可以帮助他们渡过难关,重拾生活的勇气和信心。

上海市宝山区罗店医院外科　金逸婕

最后时间的陪伴

我是一名护士,每天无数次穿梭于医院的走廊,用我的专业知识和热情,照护着每一位患者。在这里,我见证了无数患者的绝望与希望,也学会了如何在笑声中藏匿泪水,用幽默与悲伤共舞。

王先生,人到中年,被诊断为晚期肺癌,是我最难忘的患者之一。初见王先生时,他的面容苍白,疲惫不堪,我轻轻整理着他的床铺,测量生命体征,带着关心尝试与他交流,他虽向我微笑,但眼神里充满了悲伤。

作为护士,我懂得在适当的时候使用幽默来缓解紧张气氛。我开始用轻松的话语与他交谈,甚至模仿一些搞笑表情和动作,试图让他放松。他的笑声渐渐在病房中回荡,那一刻,似乎重燃了他生活的希望和勇气。

然而,幽默并不能完全掩盖悲伤的本质。随着病情的恶化,王先生的痛苦显露无遗,每次看到他痛苦的表情,我的心也跟着紧缩。我常常安慰他:"王先生,不管怎样,我们都会在这里,与您一起面对。"

在王先生病情最严重的时候,他抓着我的手,眼泪不停地流。我轻轻地拍着他的背,安慰道:"不要害怕,我一直在这里陪着您。"有时候,只有共同面对现实,才能真正给予患者力量。

在王先生生命的最后阶段,我尽可能多地陪伴他,倾听他的故事,与他分享生活的美好和乐趣,让他知道,尽管生命无常,但美好的回忆永存。王先生在一个宁静的夜晚离世。临终前,他紧握我的手,深情地说:"谢谢你,让我的最后时光不再孤单。"

通过与王先生的这段经历,我更加深刻地理解了作为护士的责任——我们不仅要照顾患者的身体健康,更要关注他们的情感需求,用我们的专业知识和同理心,帮助他们勇敢面对生命中的挑战。

这个小故事,映照出生命的真实面貌。在希望与绝望的交织中,我们体验到了生命的真正意义——即使在最后的时刻,有爱,有希望,有人陪伴,人生就不再孤单。在医院的每一个角落,作为护士的使命之一,就是用爱去触动每一个生命,用关怀去温暖每一颗心。

上海市宝山区罗店医院外科　姚淋嘉

希望的明灯

在医院这个充满生机与挑战的舞台上，我，元元，以一名护士的身份参与其中。我的每一天都充满故事，见证了生命的脆弱与坚强，也体会到情感交流在护理工作中的不可替代性。

二月的医院，尽管外界沉浸在春节的喜庆氛围中，但病房里的气氛却截然不同。这个时候，我遇到了李大叔，一位肺癌术后的患者。他让我深刻体会到生命的脆弱。面对身体的疼痛、亲人的疏远及治疗的经济压力，李大叔的情绪几近崩溃，泪水与绝望伴随他的每一个夜晚。

在一次补液治疗时，李大叔情绪崩溃。我轻声问他："李大叔，您觉得现在最难的是什么？"尝试打开他心中的那扇窗。他向我吐露心声，谈及对未来的迷茫和对生活的不舍。我认真倾听，给他以安慰，也是希望的开始。

我对他说："李大叔，虽然生命有时显得脆弱，但每个人的存在都有其独特的意义和价值。癌症并非生命的终点，我们都在这里支持您。只要勇敢面对，总有希望。"通过我们的交谈，我看到李大叔眼中重新燃起了一丝希望之光，那是对生活的渴望和对未来的期待。

在接下来的日子里，我见证了李大叔的转变。他开始积极配合治疗，愿意与我们分享他的故事，让我们见证了一个平凡人内心的强大。每当谈及家人，尤其是那个聪明又帅气的儿子时，他的脸上总会露出满足的笑容。

然而，命运总是充满变数。李大叔的病情突然恶化，尽管我们全力抢救，最终还是没能挽回他的生命。在李大叔离去的那一刻，我深刻地感受到了生命的无常。在李大叔的家人为他收拾遗物时，他们的眼泪让我深刻感受到了失去亲人的痛苦。但在这悲痛之中，他们向我们表达了深深的感激，因为我们用爱和关怀陪伴李大叔走过了人生的最后一程。

作为一名护士,也许我的力量很渺小,但我相信,正是这些小小的温暖和关怀点燃了希望的灯火,照亮了患者在黑暗中前行的道路。这不仅是对李大叔生命故事的缅怀,更是对所有护理人员情感投入和专业奉献的赞歌。

在医院这个充满生离死别的地方,让我们持续点亮希望的明灯,用爱心和专业知识为患者指引前行的方向,直至风雨过后,迎来属于每个人的彩虹。

上海市宝山区罗店医院手术室　祁方圆

为爱而生

  从哇哇啼哭到蹒跚学步，从青春年少到三十而立，从古稀之年到生命消逝。死亡，是生命长河的尽头。或许我们对死亡不畏惧，但对意外和未来的不确定性感到恐惧。陈阿姨是宫颈癌术后化疗患者，她手上握着 2 张住院证，这不禁引起了我的注意。我在帮她办理住院手续时我观察到她情绪低落，不愿与人过多交流。办好手续后，她没有到自己床位上休息，而是径直走向了隔壁房间。她坐在另一个病人的床旁，无声地哭泣起来。这个病人，正是她的儿子。

  我走向陈阿姨，握住她的手，问："能和我讲讲您儿子的故事吗？"

  陈阿姨擦了擦眼泪，平复了下心情，说："我儿子在 3 年前因蛛网膜下腔出血进行手术，术中损伤了脑神经，活动受限，生活不能自理了。老伴因为受不了打击也中风了，但我觉得他就是懦弱、懒惰，不想管我们母子了。这次住院实在没办法了，治疗时间到了，儿子一人在家无人照顾，只好带他一起过来了。这日子过得太糟心了。"

  我："陈阿姨，那以前这个'糟心'来过吗？"

  陈阿姨望了望天花板说："也来过。"

  我："什么时候？"

  陈阿姨："我儿子手术失败的时候。他在医院重症监护病房住了一个多月，那个时候他爸爸受不了刺激也倒下了，基本就是我一个人没日没夜地忙前忙后。我是又焦急又累，感觉站着都能睡着。"

  我："那您是怎么熬过来的？"

  陈阿姨："我就想着只要儿子能康复，我什么也不怕，总有好起来的一天"。

  我："您真伟大。就这样战胜了那个'糟心'。"

陈阿姨在聊天的时候用了很多形容词,说话挺有水平的,我就试着探索。

我:"一般您这个年龄(陈阿姨72岁)都没怎么读过书,但听您说话,您一定是一个能干人。"

陈阿姨瞬间脸上挂着自信、骄傲的笑容,说:"你怎么知道?"

我:"感觉出来的,不知道我的感觉对不对呢?"

陈阿姨:"说到这儿,我给你讲讲吧,我们家以前还是算不错的,我爷爷教英语的,我爸是留学生,我妈是大学老师……"

那天陈阿姨给我讲了很多她年轻时候的故事,慢慢地展开了笑容,还给我唱起了红歌,好像已经忘了今天发生的事,我也时不时地递给她水杯,示意她喝口水,润润嗓子。

我:"这样才对嘛,多好呀!"

陈阿姨:"我跟你聊天感觉豁然开朗了,也没那么难受了,好像找回了以前那个能干、勇敢的自己。但是我这次入院,肚子胀得厉害,也不知道怎么回事。"

我:"陈阿姨,您说您肚子胀,很难受,"我指了指她膨隆的腹部,"您想叫它什么呢?"

陈阿姨脱口而出:"噩梦。"

我:"噩梦?您为什么会这么叫它?"

陈阿姨:"我希望这只是我做的一个噩梦,梦醒了又回到没有病的时候。可是这个噩梦好像一直都不会醒,而且还会越来越可怕。"

我:"那这个噩梦对您有什么影响呢?"

陈阿姨:"自从儿子生病,一直是我亲自照顾的,但现在我这个样子了,以后都不知道怎么办!"

说到这儿她情绪激动地责怪着自己。

我:"您也不想的,您也只是这个噩梦的受害者。儿子昏迷不醒的时候都熬过来了,现在也一定没问题的。"

陈阿姨:"那个时候,他在重症监护病房的时候,我没日没夜地在外面守着,等他醒来。"

我:"您现在怎么看那时候的您呢?"

陈阿姨:"我是家里的顶梁柱,那时候在医院和其他家属也是相互鼓励,相互加油、打气。"

我："看得出您是一个热情、乐于助人的人。您还记得4床的张阿姨吗？"

陈阿姨："记得。她也是孤零零一个人来来回回，我以前一直安慰她。"

我："您还记得怎么安慰她的吗？"

陈阿姨："我跟她说，姐，没事的，咱们配合医生治疗就好了，化疗药物用上后就会好的，我们坚强一点，好了咱们就出去玩。"

我："那请那时候的您来安慰现在的您，您想说什么呢？"

陈阿姨笑了笑说："小丫头，你绕我呢！"陈阿姨瞬间收起笑容，沉思片刻，说："加油，加油，我肯定能好的，儿子还等着我照顾呢！"

我："那您觉得还能做点什么？"

陈阿姨："我感觉我病又重了，正犹豫着要不要放弃治疗了，这么一说，我肯定是要继续治疗的，我相信自己一定可以远离这个噩梦。"

我笑了笑："对呀，您一定可以的，加油。"

化疗结束后，我进病房看陈阿姨，隔壁王奶奶叫住了我说："小吴啊，今天陈阿姨心情好多了，大家都能感觉到她变得更坦然，不焦虑了。"

陈阿姨："积极配合医生，中西医结合，这次化疗一点反应都没有，说明我的身体也感应到了。我相信这里的医生护士，大家这段时间特别照顾我们母子，你们治愈了我，不仅是身体上的疾病，更多的是心理上治愈了我。"

我："陈阿姨，现在的您，我们更加喜欢了。"

所以说，谈死是为了更好的生，爱是可以超越一切的，母爱的力量是世界上最伟大的力量之一，它是我们在成长过程中学习的第一个课程，也是改变我们一生的力量。与其说我们治愈陈阿姨，倒不如说陈阿姨给我们上了一课，也让身为人母的我，感受到了母爱的力量。愿天下所有的母亲健康平安。

叙事护理带给我们的不只是故事，更是一份爱，我们将这份爱传递给更多的人，关爱患者，关爱自己，让爱一路随行。

上海市宝山区罗店医院肿瘤科　吴瑶瑶

爱的造口袋

在面对生命的重大挑战时，如何在护士的陪伴下，从身体到心灵实现疗愈和新生，张先生的经历为我们提供了深刻的见解。这不仅是一段关于抗击直肠癌的过程，更是一次深入心灵的探索，展示了在逆境中找寻希望和勇气的重要性，以及医患之间如何通过深刻的情感联系帮助患者重拾生活的信心。

张先生，一位 50 岁的直肠癌患者，面临着人生的巨大转折。手术留下的腹部造口，不仅是身体的一处重大改变，更深刻地触及了他的心灵，挑战着他对自我认知和接受的极限。这个突如其来的变化使张先生感到极度的恐惧和不安。

"我怎么办呢？我这样出去会不会被人异样看待？"张先生在一次更换造口袋时，无助地对我说。

我作为他的责任护士，深知这一刻的重要性。我坐在他床边，轻声回应："张先生，您的感受我完全能理解。但您知道吗，这个造口不能定义您，您仍是那个有爱、有希望的人。"

这些话似乎为张先生带来了一线光明。他开始和我分享自己的担忧和恐惧，这是我们心灵交流的开始。我鼓励他敞开心扉，接受这个新的生活方式，我是他这段经历的同行者。

在接下来的几周里，我不仅教张先生如何照料他的造口袋，更重要的是，我教他如何面对生活中的新挑战。每天，我都会花时间坐在他的床边，听他谈论自己的感受，分享他的忧虑和小小的胜利。

"你知道吗，我今天第一次自己更换造口袋，没想到我能做到。"有一天，张先生兴奋地对我说。

"看，您已经做得很好了！您正一步一个脚印地向前迈进。"我回应着，我的话语中满是赞赏和鼓励。

随着时间的推移,张先生的自信逐渐增强。他开始重新规划自己的生活,甚至考虑重返工作岗位。这个想法充满了挑战,但也是他恢复自我价值感的重要步骤。

"我准备回去工作了,我想我需要这样做,不仅为了家庭,也为了我自己。"张先生在一次谈话中坚定地说。

"这真是个好消息,张先生!我相信您的同事会很高兴再次见到您。"我回答道,我感受到他充满了决心和力量。

张先生成功重返社会,他的故事激励了许多人。在他康复的每一步,我都在旁边支持他,见证他从绝望到重拾信心的转变。我们的关系不仅是护士和患者,更像是战斗的伙伴。

张先生的故事,是关于在逆境中找到希望和勇气的故事。他的经历证明了,无论面对多大的挑战,只要有适当的支持和足够的勇气,每个人都能找到属于自己的生活方式和幸福。这不仅是一次心灵和身体的双重疗愈,更是展现了人与人之间深刻的联系,以及相互支持如何成就一个人的全面康复和新生。

上海市宝山区罗店医院外科　吴依萍

无声的拥抱

在一个阴沉的下午，急诊室的宁静被突如其来的急促脚步声和焦急的呼喊声打破。随即，一名湿漉漉的中学生被几位救护人员匆忙抬进急诊室，显然是刚从水中救出。这个年轻的生命，成了急诊室里所有人关注的焦点，每一位医护人员都迅速行动起来，开始了紧张而有序的抢救。

男护士李明，他的眼神中既有专注也有决心。作为一名经验丰富的护士，李明已经见证过无数次生死抢救，但每次面对这样的场面，他的内心都有一种无法言喻的紧张和重压。对李明来说，这不仅仅是一场与时间赛跑的挑战，更是一次与死神较量的考验。

随着时间的推移，抢救室内的紧张气氛越来越浓。医生们的眉头紧锁，护士们的动作迅速和熟练。他们正在为这位年轻的生命实施心肺复苏、输氧、注射药物等一系列抢救措施，每一个环节都力求达到最佳，不容有失。

与此同时，男孩的母亲焦急地站在抢救室的门外，她的脸上写满了恐惧和无助。她双手紧握，不停地祈祷，希望能有奇迹发生。李明注意到了这位焦急等待的母亲，他的心也随之紧缩。他深知，无论最终的结果如何，这位母亲都需要得到足够的安慰和支持。

终于，在经过漫长的等待和努力之后，尽管医护人员做出了最大的努力，但男孩还是没能挣脱死神的魔爪。当医生无奈地宣布了这个令人心碎的消息时，男孩的母亲仿佛失去了所有支撑，她的哭声撕心裂肺，那种痛苦仿佛能穿透在场每个人的心灵。

就在这一刻，李明走上前去，他没有说任何话，只是轻轻地将这位悲痛欲绝的母亲拥入怀中。这个拥抱虽无言，但却胜过千言万语，它传达着理解、安慰和同情，给予了那位母亲一丝在黑暗中前行的力量。李明的这个拥抱，持续了很久,直到这位母亲的哭声逐渐平息。他轻声地安慰着她,尽管无法消除她心中的悲痛,但希望能为她带来一点温暖。

那一刻,急诊室内的每个人都被这一幕深深感动。在这个以医疗技术和生命救援为主的场所里,李明用他的行动提醒了在场的每一个人,除了专业的医疗救治外,温暖的人文关怀同样不可或缺。这不仅是对一个失去孩子的母亲的安慰,更是对所有经历生命风暴者的一种精神支撑,这同样是一种救治。

这个故事,虽然以一种悲伤的方式结束,但它却传递了一种力量——在生命的最后关头,互相支持和理解能够为我们带来爱的光芒。

扬州大学附属医院护理部　焦剑慧

二胎"风波"

"41 床呼叫！41 床呼叫……"护士站呼叫器发出一声声清脆的铃声,41 床是我负责的患者,我急忙来到了 41 床患者的床前。

我:"小刘,怎么啦？有什么不舒服吗？"

小刘老公:"张护士啊,她刚才又一阵吐得厉害,黄水都要吐出来了,怎么输了两天水,还是好转不明显啊？"

我:"哦！她的妊娠剧吐反应是比较厉害的,补液是补充她的电解质和体内的水分,缓解剧吐是有一个过程的。"

"刚才吐过以后我感觉胸口好闷啊,喘不上气来。"小刘耷拉着脑袋,大口喘着气。

"哦！我给你测量一下生命体征,给你吸点氧气吧！再让医生给你看一下。来,跟我一起做个深呼吸操,放松一下！"我安慰道。

于是,我给患者吸上了氧气,测量了生命体征,都是正常的。不一会儿,医生来到了病床前,询问了病情,宽慰道:"小刘,你以前没有哮喘或心脏病之类的慢性病,这次胸闷应该是你太紧张导致的,放宽心,安心输液,一切都会慢慢好转的。"

医生走后,我便和小刘聊了一会儿。

我:"小刘,这次怀孕是你第一胎吗？看你年纪也有 30 多了。"

小刘:"不是,我这是二胎,我有一个儿子,已经 5 岁了。"

我:"那你是响应国家号召啊！"

小刘无奈地摇摇头:"才不是呢！我是觉得生一个够了,就是他呀,偏偏让我再生一个,说什么两个孩子将来能有个伴儿。"边说边埋怨地看向一旁的老公。

一旁戴着眼镜、斯斯文文的小刘老公，满脸愁容地说："张护士啊，我也是想着一个孩子将来太寂寞了，再生一个能互相照应啊！谁知道这次的反应会那么严重，看着她这样，吃不下东西，一吃就吐，我也心疼啊！"

　　我："小刘啊，看来这次的妊娠反应真的是太折磨你了，你真的是太不容易了。那可以用一个词语来形容一下你现在的心情吗？"

　　她沉默了一会儿说："煎熬。"

　　我说："那这个'煎熬'给你带来哪些影响呢？"

　　小刘："它令我胸闷、失眠、发脾气。"

　　我："那你周围的人是怎么对待你的呢？"

　　小刘："我老公一直劝我要这个孩子，但他不知道我有多痛苦，再这样逼我，这日子没法过了，我真想跟他离婚了。"

　　一旁的老公露出难堪的表情，一言不发。

　　我："那家里其他人是什么态度啊？"

　　小刘："他的爸妈自然是想要我再生一个喽！他们才不管我难受不难受呢。我爸妈看着我那么痛苦，虽然也劝我坚持，但我知道他们是疼惜我的。至于我儿子，他还不怎么懂事，都是他奶奶教的，说想要一个妹妹。"

　　我："看来一大家子人还是希望这个宝宝能健健康康地来到这个世界上的。既然有了这个宝宝，那就是和你有了这份母子之缘，他也是一个小生命啊，能成为母子，也是一种缘分。况且，这也是你和你老公的爱情结晶啊！你老公正是爱你，爱这个家，有一份男人的责任心和担当，才希望再有一个宝宝。他也一定做好了思想准备，与你一起分担照顾宝宝的责任。你现在身体上的痛苦，如果他能为你分担，相信他也一定会帮你分担的。"

　　"张护士，你说的是，看到我老婆这样难受，我恨不得吐得吃不下的是我，而不是她！如果因为我的原因而让她如此痛苦，我可以选择放弃这个宝宝，但如果让我离开她，那是绝对不可能的。"文文弱弱的一个小伙，此时流露出了坚定的眼神，相信这就是爱情的力量吧！

　　我说："小刘，这场磨难是煎熬的，但挺过去后会给你的人生增添更多的快乐。针对剧吐，好多患者说喝点可乐会感觉好些，你可以试试看哦！"此时的小刘，已稍稍缓解了些许激动的情绪，握住了老公的手。

　　几天后的早晨，我来到了小刘的床前，桌上摆放着几瓶可乐，她的精神也好了很多。甜蜜的夫妻俩正有说有笑地聊天呢！

"谢谢张护士,我老婆已经好多了,能稍微吃下一点东西了,都不怎么吐了,谢谢你前几天的鼓励和开导,让我们又收获了一份幸福!"小刘老公感谢地说。

叙事护理让我学会了用心去看见和体会患者的痛苦、需求、坚持、愿望;叙事护理让我的语言、行动和内心都变得温暖,然后去温暖需要帮助的患者,给他们带来温暖、希望和光明,也让我的职业生涯有了意义和光彩。

上海市宝山区罗店医院综合科　张玉琼

生命之花重新绽放

生命如同一首宏伟而多彩的交响乐,它的旋律时而激昂澎湃,如浩渺的海洋;时而轻柔蜿蜒,如山间的小溪。重症监护病房是生命的脆弱与坚韧交织的舞台,是生与死之间激烈挣扎与坚韧抗争的缩影。

李伟,一个平日里充满活力与朝气的年轻人,却因一次不幸的车祸被命运推向了生死边缘。那天,伴随救护车的鸣笛声划破宁静的夜空,李伟被紧急送往了医院的重症监护病房。从此,他踏上了一段与死神抗争的艰难历程。

重症监护病房里,时间仿佛放慢了脚步。李伟躺在病床上,身体插满了各种管子,连每一次呼吸都需要借助呼吸机的帮助。他眼前一片模糊,耳边传来的都是医护人员忙碌而有序的脚步声、监护仪器的滴答声以及偶尔传来的呼唤声。在这里,生与死的距离如此近,以至于他能够清晰地感受到死神那冰冷而无情的气息。

然而,李伟并没有向命运低头,他凭借着顽强的意志和求生的欲望,与死神展开了一场又一场殊死搏斗。每一次心脏的跳动,每一次呼吸的起伏,都是他对生命的坚守与执着。在医护人员的精心治疗和不懈努力下,李伟的病情逐渐稳定下来,生命体征也开始逐渐好转。

在重症监护病房的日子里,李伟深切地感受到了医护人员那份无私的关爱与奉献。他们不仅是生命的守护者,更是心灵的慰藉者。他们时刻关注着李伟的病情变化,用心倾听他的诉求与恐惧,用专业与温情为他筑起了一道坚实的生命防线。

其中,卢主任给李伟留下了深刻的印象。她总是面带微笑,用平和的语气安慰和鼓励着李伟。即使在面对复杂的病情和紧急情况时,她也能够保持冷静和专注,为李伟制定最佳的治疗方案。卢主任不仅有着精湛的医术,更有着一颗关爱患者的心,她时刻关注着李伟的心理变化,用温暖的话语和体贴的关怀为他带来了无尽的安慰与力量。

在重症监护病房的这段经历中,李伟不仅经历了生与死的考验,更在心灵深处经历了一次深刻的洗礼。他深切地体会到了生命的脆弱与宝贵,也明白了珍惜当下、拥抱生活的重要性。他感慨地说:"在重症监护病房里,我看到了生命的脆弱与坚韧,也看到了人性的光辉与温情。这些日子让我更加珍惜自己所拥有的每一个时刻和每一份爱。"

如今,李伟已经康复出院,重新回到了正常的生活中。然而,这段在重症监护病房的日子却永远铭刻在他的心中。每当回想起那段经历时,他都会心怀感激与敬畏之情,正是医护人员的专业与付出,才让他重获新生。

同时,这段经历也让李伟对生活有了更加深刻的理解和领悟。他学会了面对困境时要保持冷静与坚强,学会了珍惜身边人的陪伴与关爱,学会了感恩与付出。这些感悟将成为他未来人生的宝贵财富,引领他走向更加宽广的人生道路。

上海市宝山区罗店医院重症监护病房　胡　婕

那些共同走过的日与夜

在医院的重症监护病房，时间似乎总是流逝得特别缓慢。这里的每一秒钟，都充满了紧张和期待。作为一名护士，我每天都要面对病患的挣扎，感受到了生命的脆弱。在这些日与夜的长河中，我见证了许多勇敢的灵魂与疾病作斗争，也见证了他们如何在痛苦与希望之间摇摆。今天，我要讲述的，是与一位特别的患者——周先生共同走过的日日夜夜。

周先生是一位年近七旬的老人，因突发脑出血紧急送入医院。从他被推进急救室的那一刻起，他的生命就与我们紧密相连。我是他的主管护士，负责他的日常护理和病情监控。

刚入院的周先生，面色苍白，呼吸微弱，生命体征不稳。我尽力稳定他的情绪，同时快速有效地进行护理操作。在他稍微恢复意识时，我轻声问他："周先生，您现在感觉怎么样？"他艰难地睁开眼睛，微弱地回答："护士，我还能活多久？"

面对这样直接的问题，我深知不能给予他虚假的希望，我轻握他的手，诚实地说："周先生，我们会尽最大的努力帮助您。请您相信我们。"

随后的几天里，周先生的状况有所起伏。在一次夜间值班时，我发现他翻来覆去，难以入睡，显得非常焦虑。我走到他的床边，轻声询问："周先生，您是不是哪里不舒服？"

他看着我，眼中闪过一丝无助："我在想我的家人，我害怕自己撑不过去。"

我坐在他的床边，耐心地听他倾诉。他告诉我，他担心自己的病情给家人带来负担，也害怕自己突然离开。我握着他的手，安慰他："周先生，您不是一个人在战斗。您的家人和我们都会支持您。您的勇气和坚持是我们所有人的希望。"

在接下来的几周里，我和周先生成了朋友。我们会聊天，我会听他讲述过去的故事，他的喜怒哀乐。我尽力让他感受到，尽管病痛带来痛苦，但生活中还有很多美好值得他去珍惜和期待。

然而，尽管我们尽了最大的努力，周先生的病情还是在一个风雨交加的夜晚突然恶化了。当医生告知无法再进行有效治疗时，我知道我需要做的不仅仅是一个护士的看顾，更是一个朋友的陪伴。

在周先生生命的最后几个小时里，我陪在他的床边，握着他的手，听到他轻声说："护士，谢谢你这段时间的照顾。"我的心中涌起无尽的悲伤，但我强忍泪水，微笑回应："周先生，能够陪伴您走过这段路也是我的荣幸。"

周先生安静地离开了这个世界。通过与周先生的相处，我更加深刻地理解了作为一名护士的使命——不仅是治疗病患，更是在他们最需要的时候给予心灵上的支持和安慰。

每一个在医院走过的日与夜，都是与患者共同走过的一段生命历程。这些经历教会我，我们护士不只是治疗疾病，更是治愈心灵，给予患者在黑暗中前行的力量。

上海市宝山区罗店医院神经内科　刘　青

重燃希望之光

在一个阳光明媚的早晨,护士小严走进了病房,准备为赵阿姨进行日常的护理工作。赵阿姨是一位 65 岁的退休教师,因患慢性心力衰竭而入院,近期病情有所加重,情绪也变得低落。

小严轻声问候:"赵阿姨,早上好,今天感觉怎么样?"赵阿姨无力地摇摇头,眼神中透露出一丝绝望:"小严,我感觉我越来越没用了,连呼吸都困难,教了一辈子书,现在连句话都说不完整。"

小严坐在床边,轻轻握住赵阿姨的手:"赵阿姨,听起来您最近真的很不容易。能告诉我,是什么让您感到这么沮丧吗?"赵阿姨叹了口气,开始叙述她的担忧:"我担心成为家人的负担,我担心我再也不能回到讲台上,我担心我的时间不多了。"

小严认真地听着,然后问:"赵阿姨,如果用一个分数来表示您现在的担忧,0 分代表完全不担忧,10 分代表极度担忧,您会给自己打几分?"赵阿姨沉思了一会儿,轻声说:"我想,我会给自己打 8 分。"

小严点了点头:"那么,这个 8 分的担忧,给您带来了哪些影响呢?"赵阿姨的眼中闪过一丝泪光:"我吃不好,睡不好,甚至有时候觉得活着没意思。"

小严轻轻地拍了拍赵阿姨的手背:"赵阿姨,您的感受我能理解。现在,虽然身体不适,但您的智慧和勇气依然在。您能告诉我,您教学生涯中最骄傲的事情是什么吗?"

赵阿姨的眼神中闪过一丝光芒:"我最骄傲的是,我教会了孩子们如何去爱,去尊重他人,去追求自己的梦想。即使我现在不能教书了,但我知道,我教给他们的东西,他们会一直传承下去。"

小严微笑着说:"看,赵阿姨,这些都是您宝贵的财富。那么,面对现在的病情,您觉得我们可以做些什么来帮助您呢?"赵阿姨沉默了一会儿,然后坚定地说:"我想,我应该更加积极地面对治疗,也许我不能再教书了,但我还可以用我的经历去鼓励和帮助其他人。"

小严鼓励地点头:"赵阿姨,您说得太好了。现在,让我们一起面对这个挑战,您觉得我们可以从哪里开始呢?"赵阿姨露出了久违的微笑:"从今天开始,我会积极配合治疗,按时服药,努力恢复健康。"

几天后,小严再次来到赵阿姨的病房,发现她正在和其他患者分享自己的经历,她的声音虽然微弱,但却充满了力量和希望。赵阿姨的家人也来到了病房,他们围坐在一起,听着赵阿姨的讲述,脸上洋溢着骄傲。

通过叙事护理,小严不仅帮助赵阿姨找回了生活的勇气和目标,也让病房的氛围变得更加温馨和积极。叙事护理不仅是一种技术,更是一种艺术,它让护理工作充满了人文关怀,让患者在困境中找到了希望和力量。

上海市宝山区罗店医院心内科　严舒艺

一场"玫瑰之约"

在医院的日常工作中,我们作为医护人员经常会面对重症患者和他们的家庭。这不仅是一个医疗挑战,更是对我们情感承受能力的考验。在这样的环境中,每一天都能见证生命的脆弱和顽强。今天,我想分享的是一个特别的故事——一场关于勇气、理解和接纳的"玫瑰之约"。

郑大叔,一位直肠恶性肿瘤的患者,最近入院住在我负责的 26 床。从他入院的第一天起,我就知道,这将是一场特别的挑战。他的情绪波动很大,对即将到来的手术感到恐惧和焦虑。一天早晨,当我在治疗室准备物品时,突然听到 26 床房间传来争执的声音。

我立即赶到房间,门还未完全打开,郑大叔的声音就冲了出来:"你们都出去,都不要管我,让我死了算了……"他的妻子李阿姨,站在一旁,眼眶红润,显然是在极力地安抚他。

我轻轻地示意李阿姨暂时出去,给我一些时间和郑大叔单独交流。房间内,空气几乎凝固,郑大叔的情绪非常激动。我走向他,尽量用温和的声音打破沉默:"爷叔啊,我过来看看您,您早饭吃了吗?"

他冷冷地回应:"我都得了这毛病了,治不治都一个样!都不要管我了!"我坐在他床边,尽量让我的声音包含更多的安慰:"爷叔,其实您这种病现在是很常见的。"

郑大叔看了我一眼,眼神中充满了挣扎和痛苦:"小张啊,我心里其实有预感,我这毛病不好,今天医生跟我说了具体的手术,我接受不了啊,我怎么会得这种毛病,还有可能肛门也保不住,我后悔啊,为什么没有早点到医院来。"

我轻轻握住他的手,安慰道:"爷叔,您有这种心情是很正常的。但是随着我们医疗技术的提高,癌症已经不再那么可怕,不会危及生命。而且医生会根据肿瘤位置、性质来尽可能地保留肛门，您还是能正常生活的。"

随着进一步的交流，郑大叔的情绪逐渐稳定下来。手术结果是肛门无法保留，我担心他接受不了，手术后我常去他的病房，陪他聊天，详细告知他术后的注意事项。

"爷叔，您现在手术后第一天，状态很好啊，血压、心率都是正常的。"郑大叔虽然还有些虚弱，但还是微笑着回应了我："多谢你们医生、护士，让我捡回了一条命！"

在康复的日子里，我详细地教给他和李阿姨如何进行造口护理，并介绍了一些成功的案例，让他们看到生活还可以继续。我告诉他："造口外观呈粉红色，柔软湿润，就像玫瑰花一样娇嫩，我们也称它为'造口玫瑰'。"

郑大叔的心情明显好转，他笑着对我说："原来造口还有这么好听的名字啊！"我鼓励他："那我们更应该细心呵护它，认可它。相信您最亲近的家人也一定想跟您一起来保护它对吧？"郑大叔了然于心。

出院那天，郑大叔郑重地感谢了我："如果没有你的专业讲解、细心开导、演示，我到现在还不能接受有造口的事实，身体也不会这么快恢复，真的很感谢你们医护人员！"我们还约定，在他身体复查时，让我检验他的"造口玫瑰"保护得怎么样。我们相约在那一刻击掌："一言为定！"

这一场经历让我再次深刻地理解了作为护士的使命——不仅是治疗疾病，更是激励心灵，帮助患者和家庭走过生命中的难关。每一天，我们都在为了这样的使命而努力，感动常在，爱永远存在。

上海市宝山区罗店医院外科　张义珂

最简单的幸福

在繁忙的医院里,我们的护理人员常常在生死界线上细心守护,尝试在每一次的护理中不仅关注病症,更把心放在患者的情感需求上。我,作为一名责任护士,总是提醒自己,我们的工作不仅是为了治疗"人的病",更重要的是关心"病的人"。这是一个关于细心观察、倾听和共情的故事,关于一位患者和我之间的简单幸福。

老周是我们科室最新收治的患者,被诊断出直肠恶性肿瘤,等待手术的这几天,他一直在进行各项术前检查。然而,在这个过程中,老周的情绪逐渐变得低落。

一天早上,我在值班室突然听到病房传来吵闹声。我立刻赶到现场,只见老周情绪激动地挥舞着手臂,满脸通红。老周的妻子王阿姨,一脸无奈地试图安慰他,却似乎无从下手。

我请王阿姨先出去,让我和老周单独交流。当房间只剩下我们两人时,我尝试打破沉默:"老周,您怎么了? 您可是我委派的病房组长,今天有没有带领大家跳广播体操啊? 怎么看着好像有点不开心啊? 有心事?"

老周叹息道:"哎呀,小程啊,我住进来都一个多星期了,旁边的室友都换了好几个了,这不,今天老赵也出院了,可我到现在还没做成手术,我哪开心得起来啊。"

我坐在他的床边,耐心解释:"老周组长,这个手术之前啊,该检查的都得查清楚了,特别是您之前做过心脏支架,我们医生也会特别重视的。必须制定好万无一失的手术方案才能开刀嘛,急不来的。"

老周焦急地说:"这个我也知道,可是你看,这眼瞅着要过年了,医生说我这做完手术,怎么也得再住两周,我怕赶不上回家过年啊!"

看着老周失落的样子，我试图转移他的注意力："老周，那您可以用一些词来形容您现在的状态吗？"

老周无奈地说："烦！急！恨自己生了病，连累子女。"

我继续与他深入交谈，了解他的感受："这种状态是从什么时候开始的呢？"

老周解释道："大概已经有两天了，可能看着其他一起来的几个老病友要出院了吧，心里开始着急了。"

我慢慢引导他，让他表达更多的情感："那您觉得这种状态对您产生了什么影响？"

老周叹气道："我就是很着急，焦虑不安，吃也吃不好，住也住不惯，还想的很多，脾气也没有以前好了。忍不住，刚又把我儿子骂了一顿，其实他已经很孝顺了，从我生病到住院，一直陪着我赶东赶西，都耽误他工作了。我这住院期间他忙里忙外的，没闲过。"

我安慰他："老周，没事，这人生病了本来自己就受罪，哪里还有好脾气，再说您一直在等待手术，内心肯定很煎熬、很难受。这都是正常的。"

在我们的对话中，我努力通过倾听和理解来帮助老周调整他的心态。我们有说有笑，逐渐找回了之前那个乐观的老周。他开始主动与其他病友交流，甚至重新参与了病房的日常活动，再次成为了大家的"组长"。

通过这段经历，我深刻感受到了作为护士的职责不仅是处理日常的医疗任务，更重要的是关心患者的心理状态，帮助他们找到面对疾病的勇气和希望。在医院这个特殊的舞台上，每个护士都是连接患者和健康的桥梁，我们的每一句话、每一个行动，都能带来影响，这就是我们简单的幸福来源。

上海交通大学医学院附属第九人民医院颌面头颈肿瘤科　程　红

能量接力棒

　　医院的夜晚，总有一种静谧而深沉的氛围。我，作为一名责任护士，每天的巡视都是一次与心灵的对话。这个寒冬的深夜，狂风如野兽般啸叫，把我的思绪拉回到了病房里的每一个角落，尤其是 19 床的婷婷。

　　婷婷，一位年轻的母亲，因颊癌接受了肿瘤切除及同期皮瓣修复手术。手术后，婷婷变得异常沉默，整日里黯然神伤，泫然欲泣，连医生和护士的安慰也难以触及她的心灵。今晚的巡房，我再次看到她孤独地坐在床上，泪水悄无声息地从她的眼角滑落。

　　走进病房，我轻轻地触碰她的肩膀："婷婷，怎么了？你能和我分享一下你的感受吗？"她犹豫了一会儿，拿起写字板，颤抖着写下了自己的恐惧："我还这么年轻，我以后怎么办，我的脸还肿，我现在是不是很丑？"

　　我心疼地看着这位曾经充满活力的女士，轻声安慰她："婷婷，脸部的肿胀会逐渐消退，手术非常成功。虽然现在看起来跟以前不一样，但你会慢慢好起来的。"

　　她又写道："可是，我得的是癌症，我是不是会死？"这简单而直接的问题让我深吸一口气，寻找着最恰当的话语："婷婷，癌症确实是一种严重的疾病，但它并不是绝症。我们有很多治疗的手段，你看，你的手术就做得非常成功。现在，我们要做的是积极配合治疗，保持良好的心态。"

　　就在这时，24 床的李阿姨走了过来。她是一位经历了多次手术的癌症患者，对婷婷的处境感同身受。李阿姨坐在婷婷的床边，握着她的手说："婷婷，你还年轻，有很多美好的日子在等着你。我也是癌症患者，经历了很多次手术，现在还不是活得好好的。你一定要坚强，不仅为了你自己，也为了你爱的人。"

这一夜，我们都在婷婷的床边，分享着彼此的故事，传递着力量与希望。我轻轻地对她说："看，婷婷，你并不孤单。我们都在这里支持你，你的家人、你的朋友，还有我们这些护士和医生。我们是一个大家庭。"

随着日子一天天过去，婷婷的情绪逐渐稳定了。她开始参与康复训练，与病友们交流，她的笑容也越来越多。出院那天，婷婷紧紧抱着我说："谢谢你们，是你们让我看到了希望。"

婷婷的故事只是医院里无数感人故事中的一个，但每一次帮助患者重拾希望的时候，都让我深刻感受到护理工作的意义。在这个充满挑战的环境中，我们不仅是在治疗疾病，我们还在照亮每一个需要帮助的灵魂，让爱与希望在这里传递，永不停歇。

上海交通大学医学院附属第九人民医院颌面头颈肿瘤科　陆冬燕

善良会被铭记

在医院这个充满挑战和压力的环境中，每一个护士都努力成为患者温暖的源泉。2022年，疫情让大家的生活变得异常艰难，特别是对于我们这些在定点医院工作的医护人员来说，每一天都是新的挑战。我在那个春天有一段难忘的经历，与一对特别的父子同行。

那是我连续第12天在隔离病房工作，身体已经非常疲惫，但身着防护服的我依然需要每天振作精神面对新的挑战。那天，我们收治了一对父子，他们给我留下了深刻的印象。父亲是一个年迈的慢性病患者，而儿子是一个30岁的智力障碍青年。从他们身上能看到生活的不易，更能感受到彼此间深厚的亲情。

病房里的工作总是特别忙碌，新收的患者络绎不绝。正在我忙于工作时，一通电话打破了我原本的工作节奏，是居委会的紧急求助，居委会告诉我，这个年迈的患者的妻子也急需医治。电话中的急切和焦虑让我感到一阵无力，但也更坚定了我要尽力帮助他们的决心。

第二天，我从同事们口中得知，那位妻子已在隔离区因抢救无效而离世。这突如其来的噩耗让我心如刀绞，不禁自责，如果我能更及时地关注他们的需求，也许结局会有所不同。随着这种内疚感的加剧，我在接下来的日子里格外关注这对父子，希望能通过我的努力为他们带去一些安慰。

面对亲人的离世，这对父子的反应出乎意料地平静。通过与他们的交流，我逐渐理解到他们是在用自己的方式悼念和表达情感。在一次病房的小争执中，我听到儿子对父亲的吼叫："侬吃呀！吾阿有额，侬身体唔好，妈妈走特了，侬不能再走了……"父亲的回应更让人心酸："那妈妈走特了，吾心里难过，勿想吃……"

这种简单而纯粹的情感表达深深触动了我。尽管他们的生活被病痛和失去亲人的悲痛所困扰,但他们依然彼此扶持,共同面对生活的艰难。

在他们即将出院的那天,父亲拿出一些钱来,想要感谢我们的照顾和帮助。我们当然不能接受,但这份诚挚心意却让我们所有人都感动不已。他的话语简单而深刻:"你们都是好人……我要活下去,我的儿子不能没人管。"

这对父子的故事让我再次认识到护理工作的深刻意义。不仅仅是在医疗层面给予帮助,更多的时候,我们是在给予心灵的慰藉。在这场战"疫"中,每一次帮助、每一句话语、每一个行动,都是在用心对待生命,在困境中寻找希望。而这份来自心底的善良与关怀,将被永远铭记在每一个被帮助者的心中。

上海交通大学医学院附属第九人民医院颌面头颈肿瘤科　毛　艳

一个陌生的朋友

在一家医院的隔离区，我作为护士与无数的患者共同经历着新冠疫情带来的工作和生活上的改变。这场疫情让每一个人的生活都充满了不确定和挑战，也让我们更加珍惜彼此之间的联系和帮助。

有一位名叫王强的年轻患者给我留下了深刻印象。他入院不仅仅是因为感染了新冠病毒，还面临癌症复发，他承受着极大的身心压力。我第一次见到他是在夜晚的查房时，他躺在病床上，眼中充满了不安和恐惧。

我轻轻走到他的床边，用温柔的声音说道："王强，我看你的情绪似乎很低落，想聊聊吗？"王强望向我，眼中闪过一丝渴望理解的光芒。

"护士姐姐，我不知道我还能坚持多久。癌症复发了，我感觉自己的时间不多了。"他的声音微弱而沙哑，我听后心中一紧。

我坐在他床边，握住他的手，轻声安慰道："王强，每个人的生命都是有限的，但重要的是我们如何过好每一天。医生和护士都会尽全力帮助你，让你感到舒适。"

"可是，我怕给家人带来负担。"他苦笑着，眼中满是无奈。

"王强，家人的爱是你最大的支持。他们希望看到你能坚强、勇敢、不放弃，而我们在这里就是帮助你和你的家人一起走过这段艰难的路。"

接下来的几天，我尽可能多地花时间陪王强，我们聊天，我听他诉说关于家庭的点点滴滴，以及他对未来的恐惧和希望。我给他讲了其他患者的故事，告诉他每一位患者的故事都在启发着我们，教会我们要积极配合治疗，永远心怀希望。

我还介绍他参加了医院组织的在线心理辅导和康复小组，这让他找到了许多有同样经历的伙伴。他们互相鼓励，分享治疗经验，讨论如何调整心态以积极面对治疗和生活。

几周后,王强的情绪明显好转。他开始主动参与到各种康复活动中,与其他患者建立了深厚的友情。有一天,他对我说:"护士姐姐,感谢你让我意识到,即使生命有限,但爱和支持是无限的。我现在感觉每一天都很有价值。"

出院那天,王强和他的家人向我们所有的医护人员深深鞠躬,感谢我们的关心和支持。他的眼中闪烁着泪花,充满坚定和希望,对我们说:"谢谢你们,你们是我的守护天使,让我在最困难的时候感受到了人间的温暖。"

这次经历再次让我意识到,作为护士,我们的工作远不止是医疗护理那么简单。我们的每一句话、每一个动作、每一次陪伴,都可能成为患者生命中最重要的支持。我们是他们的陌生朋友,但我们给予的关爱和支持,会永远铭记在他们的心里。

上海交通大学医学院附属第九人民医院颌面头颈肿瘤科　毛　艳

指尖的温暖

作为一名护士,我每天的任务不仅是医疗护理,更多的时候,我是患者的倾听者和心灵慰藉者。今天,我遇到了一对特殊的中年夫妇,他们都是聋哑人。这对我来说,是一个全新的挑战,也是一次深刻的人文关怀体验。

早晨的病房格外忙碌。当我带领这对夫妇进入病房,为他们介绍环境时,他们突然拉住我的手,用手势表达他们的聋哑情况。我立刻意识到了他们的特殊需求,我拿出便签纸,写下:"你们好,我是你们的护士小程,如果需要帮助,随时可以找我。"

他们看到我的字条后,用手语表示了感谢。随后,我带他们熟悉病房设施,通过写字和简单的手势,尽力让他们感到安心。尽管他们无法通过言语回应,但眼中流露出的感激让我感受到了沟通的力量。这一刻,我深感交流不仅是通过言语,更多的是通过心。

那天下午,我特地花了些时间学习一些基本的手语,希望能更好地与他们沟通。我了解到,明天丈夫要进行一个小手术,这让他们显得有些紧张。我在电子白板上画了手术流程,尽量用简单明了的图示来解释手术的每一个步骤。

当晚,我再次来到他们的病床前,用我刚学的手语问他们是否还有什么担忧。他们显得有些不安,展示了手机上记录的笔记,表达了对手术的担忧和对未来的不确定感。

我认真阅读他们的笔记,然后用我所学的手语缓缓地回应:"手术会很顺利的,我们有最好的医生和最先进的设备。而且,我会一直在这里,确保一切都好。"

第二天,手术顺利完成,当我看到那位丈夫从手术室出来,脸上带着释然的笑容时,我知道他们感受到了我想传达的安全感。

出院的那天,他们通过写字表达了对我的感激:"谢谢你,小程,你不仅是我们的护士,更像是一个朋友。"我回应的手语虽然不够流畅,但我知道他们能感受到我的真诚。

送别时,他们紧紧握住我的手,那一刻,我深深感到,尽管我们用不同的方式交流,但真正的理解和感情是不需要言语的。这次经历让我再次认识到,护理工作不只是治疗疾病,更是心与心的交流,是给予患者勇气和希望的过程。

通过这段经历,我更加坚信,在护理的职业道路上,我们传递的不只是医疗知识和技能,更是人与人之间基本的理解和尊重。这份工作充满了挑战,但同时也无比充实和温暖。

上海交通大学医学院附属第九人民医院颌面头颈肿瘤科　程　红

声音的桥梁

在泌尿外科的繁忙日常中，小高护士深知她的角色不仅是一个技术执行者，更是一个情感沟通者，她的职责是用专业的知识和人文关怀，搭建起患者、家属与医护人员之间的桥梁。

那天下午，小高护士的病房迎来了一位刚进行完前列腺手术的老年患者。手术后，老人的尿液呈现出较深的颜色，这让本就焦虑不已的家属更是忧心忡忡。一进入病房，小高护士就察觉到了那股紧张的气氛。

家属围坐在床边，焦急地讨论着："看这尿的颜色，这正常吗？会不会有什么问题？"

小高护士微笑着走近床边，轻声问候患者："您感觉怎么样，大爷？手术后有什么不舒服的吗？"

患者摇了摇头，脸上却满是不安："我这尿颜色这么深，是不是出了什么问题？"

看到患者和家属如此焦虑，小高护士意识到必须及时介入，给予正确的信息和心理支持。她耐心解释："大爷，您刚做完手术，尿液颜色偏深是正常现象。手术中可能会有细小的血管受损，造成尿液中带有血色。这几天慢慢就会恢复正常的。"

家属听后显得有些释然，但仍有人担忧："我们在网上看到，尿液颜色深可能是感染的表现，这不会有事吗？"

小高护士了解到，家属的信息大多来自网络，而网络信息的不准确性往往会增加患者家属的不安。她决定用一个实例来加强解释的说服力，也让家属心安。

"我理解你们的担心。其实之前也有类似的患者，手术后尿液也是偏深，他们也非常担心。但通过我们的细心护理和观察，他们的状况逐渐改善，没有发生感染。这也是为什么我们需要每天监测尿液，确保万无一失。"

家属听了小高护士的解释，神情明显放松了许多。其中一位家属说："谢谢护士，您这么一说我们就放心多了。"

小高护士又补充道："你们有任何疑问或担忧都可以随时向我们咨询，我们随时都在这里帮助你们。"

几天后，患者的尿液颜色逐渐恢复正常，家属对医护工作的信任也显著增强。在患者出院的那天，家属特意来到护士站，感激地对小高护士说："护士，正是您的解释让我们在最焦虑的时候得到了安慰。"

通过这次经历，小高护士更加坚信，叙事护理不仅是处理生理问题，更重要的是解决患者和家属的心理困扰。她通过自己专业的知识和温暖的话语，成功地搭建了一个沟通的桥梁，帮助患者和家属消除了误解，也带给了他们更多的希望和安慰。

上海市宝山区罗店医院外科　高　莉

回忆的疗愈力

在医学的庞大体系中,疾病的治疗似乎总是专注于物理和化学层面的干预,但有时,更深层次的疗愈发生在心灵的层面。这个故事讲述的是李先生和他的护士小林,如何通过回忆和叙事疗愈身心,共同走过 10 年的抗癌之路。

李先生,一位曾经商海上的弄潮儿,50 岁那年被诊断出结直肠癌。这一消息对他来说,如同晴天霹雳,打破了他原本平静的生活。病痛带来的不仅是身体上的折磨,更是心灵上的巨大冲击。从活跃的商界人士变成了一位重病缠身的患者,李先生的心态崩溃,感觉他的世界塌了。

负责照顾他的护士——小林,不仅具备专业的护理技能,更有着深厚的人文关怀精神。她知道,与病魔斗争不仅需要药物的支持,更需要心灵的抚慰。她决定引导李先生通过回忆过去的成功和挫折,重建他的生活信心。

在一次深夜的病房值班中,小林看到李先生独自望着窗外,神情黯然。她轻轻走近,坐在他的床边,柔声问道:"李先生,您在想些什么?"

李先生沉默了一会儿,缓缓开口:"我在想我年轻时候的那些日子。我失败过,也成功过。但现在,这一切似乎都离我很远了。"

小林微笑着回应:"您的经历很丰富,每一次跌倒您都勇敢站起来了。现在也一样,无论面对什么困难,您的经历都告诉我们,您有足够的力量去面对。"

被小林这番话触动,李先生开始讲述自己年轻时的创业经历,包括他如何从一次次失败中汲取教训,最终取得商业上的巨大成功。每当提到过去的挑战,李先生的眼神中都会闪烁着一种特别的光芒,这种光芒是对生活的热爱,是对未来仍然抱有希望的证明。

小林认真聆听,她逐渐将李先生的这些故事与他目前的治疗结合起来,鼓励他将战胜病魔视为又一场"创业"。她说："每一次治疗,都像是您当初创业的那些日子,需要勇气、毅力和坚持。"

在小林的陪伴和引导下,李先生的心态逐渐发生了变化。他开始积极配合治疗,对未来充满了期待。他不再是一个被疾病击倒的患者,而是一个有着丰富人生经验、能够面对挑战的斗士。

几年后,李先生的病情得到了有效控制。他时常向小林表达他的感激之情,称赞小林不仅是他的护士,更是让他重拾信心的朋友。

这个故事展示了回忆的疗愈力量。在医疗护理中,叙事不仅是对患者生活经历的重述,更是一种心灵治愈的手段。通过回忆,患者找到了与疾病抗争的勇气,也重塑了对未来的期待。小林和李先生的故事证明了,心灵的疗愈有时比身体的康复更为重要。

上海市宝山区罗店医院肿瘤科　张义珂

文字的力量

夕阳西下，医院病房里透着一丝温暖的阳光。一位在文学领域有所成就的教授，面对突如其来的癌症诊断，感到了前所未有的恐惧和绝望。这个消息打乱了她对未来的所有计划。癌症，这个冰冷的名词，成为了她新的生活标签。然而，在生命的最艰难时刻，李教授选择了用她最擅长的方式——写作，记录她抗癌每一天，来面对这场生死挑战。

小玲轻轻地走进病房，开始了与李教授的日常交流。她是个细心温柔的年轻护士，总是带着微笑，给病房带来一股温暖的气息。小玲的温暖及善解人意让李教授打开了心扉。

"这是我今天的心情记录。"李教授微笑着解释，她的声音虽然微弱，但充满了力量。小玲仔细阅读着那些文字，它们像是一条条清澈的溪流，流淌着李教授内心的情感。

在文字中，李教授描述了自己对生命的热爱、对家人的思念、对治疗的坚持，以及对未来的期待。她写道："每一次疼痛都是生命的洗礼，每一次治疗都是对生命的尊重。我要用文字记录下这一切，让它们成为我生命中最宝贵的财富。"

小玲被这些文字深深打动，她仿佛能够感受到李教授内心的痛苦与挣扎，同时也能感受到她那份坚定的信念和勇气。她轻轻地放下笔记本，坐在李教授床边，进行着跨越专业的真情实意的交流。

"李教授，您的文字真的很美，它们让我感受到了您内心的力量和勇气。"小玲温柔地说，"我知道您一定很不容易，但请您相信，我们都在这里陪着您，一起渡过这个难关。"

李教授微笑着点了点头，她的眼中闪烁着泪光。她告诉小玲，文字是她表达内心情感的方式，也是她与病魔抗争的武器，更是心灵的一种释放。通过文字，她能够宣泄内心的痛苦，找到一丝安慰；通过文字，她能够记录下这段特殊的经历，让自己更加坚强。

小玲静静地聆听着李教授的诉说，她的心中充满了共情。她能够感受到李教授内心的脆弱与无助，但更多的是那份坚强与勇气。她默默地祈祷着，希望李教授能够早日康复，重新拥有健康与快乐。

在接下来的日子里，小玲与李教授之间的交流更加频繁了。她们通过文字分享着彼此的心情和感受，用文字传递着温暖与力量。在这个充满爱与关怀的病房里，文字成为了她们之间最真挚的交流方式。

时间一天天过去，李教授的病情逐渐好转。她的文字也变得更加明媚和充满希望。小玲知道，这是李教授内心力量的体现，也是她们共同努力的结果。

最终，李教授康复出院了。她带着那本充满力量的笔记本离开了病房，但她面对病魔的坚持与勇敢留在了这里。小玲知道，这段经历将成为她们心中最宝贵的回忆，也将成为她们继续前行的动力。

上海市宝山区月浦镇社区卫生服务中心　陆志燕

同行者的力量

在一个明媚的春日早晨，医院的产科病房内洋溢着温馨而喜悦的气氛。李小姐，一位初次做母亲的女性，正抱着她新生的男婴，脸上的笑容如同绽放的花朵，充满了母性的光辉与自豪。

一年前，当医院产科注意到孕妇在生产过程中的心理压力时，决定引入同伴鼓励的方法。这种基于叙事医学的实践，旨在通过建立孕产妇之间的联系，增强她们内在的力量和信心。李小姐就是这一策略中的积极参与者，她通过同伴鼓励而顺利分娩的故事成为了其他孕妇的勇气和信心的来源。

在每月的同伴分享会上，李小姐与其他准妈妈们分享了她的经历。她说："我记得自己在最初得知怀孕的消息时，既激动又害怕。生产的恐惧和未知让我夜不能寐。但是，听了这里很多妈妈的生产故事，我感到一种莫名的力量。她们的经历让我相信，我也可以做到。"

李小姐的声音柔和而坚定，她继续说："在分娩过程中，每当疼痛难忍，我就会想起这里的故事，想起其他妈妈们战胜疼痛的勇气。这些故事就像是一座灯塔，指引我渡过难关。"

产科护士长张护士观察到了这些共享故事的积极影响。她表示："我们发现，同伴鼓励的方法不仅仅是信息的交流，更是情感上的支持。孕妇们通过分享自己的恐惧和期望，能够感受到一种深深的共鸣。这种情感的共鸣是任何医疗设备都无法提供的。"

在一次特别组织的会议中，张护士引导孕妇们分享彼此的故事，她说："每个人的经历都是独一无二的，但在这些故事中，我们能找到相似之处，找到共同的力量。"

类似李小姐的故事还有很多，通过分享这些故事，不仅整个产科做好同伴鼓励实践的士气得到鼓舞,孕妇们的产后并发症也显著减少了。李小姐的故事被详细记录,并成为了新加入孕妇宣教的宝贵资料。

这个故事不仅是李小姐个人的成功故事,它更是叙事医学在产科实践中的胜利。这个故事让每一位孕妇都能找到属于自己的力量,不仅在生理上得到了疗愈,更在心理上得到了成长和升华。

李小姐的故事成为无数孕妇勇敢面对分娩挑战的心灵支柱。正如李小姐自己所说:"我们每个人都是故事的主人公,每个故事都有力量。"这些故事,这些经历,就是她们同行的力量。

上海市宝山区罗店医院产科　吴海梅

父母在，家就在

在医院的繁忙日常中，每个角落都藏着平凡而又特别的故事。在这些故事中，有一位特别的主角——李奶奶。今天，我想分享她的故事，一个关于家的真义、关于坚持和爱的故事。

清晨的阳光从窗外洒进病房，新的一天又开始了。李奶奶的病房里此刻却不太平静，我还没走进病房，就听到她的声音，高亢且带着怒气："走开，走开，你们都走开，我今天不挂水了。"

我快步走进病房，来到李奶奶的床边，柔声问道："奶奶，您今天遇到什么事情了？"

李奶奶看着我，眼中带着无奈和疲惫："唉，你看看，我这一把年纪了，还要遭这么多罪。每天挂水，半边身体还动不了，住在这里花那么多钱，还要拖累老伴儿。"

我轻轻握着她的手，安慰道："奶奶，可以跟我说说您现在的心情吗？"

李奶奶叹了口气："苦闷。"

我继续询问："那这个苦闷给您带来了什么影响？"

她眼中闪过一丝痛苦："我每天整宿整宿都睡不着，脾气也变得暴躁了。老伴儿本来身体就不好，现在还得天天忙前忙后照顾我。我真是气自己不争气，不想拖累他。"

我尝试转移话题："奶奶，您以前是做什么工作的呢？"

李奶奶的眼神中闪过一丝自豪："我虽然没读过什么书，但在家做做手工活也能混口饭吃，你看这鞋就是我自己做的。"

我赞叹道："奶奶，您真厉害，看这精致的刺绣，牡丹花绣得栩栩如生，真是美极了。那这个苦闷有没有带来什么好处呢？"

李奶奶笑了笑："自从我生病了，我那一年见不到一次的儿子带着孙子回来看我了。你看，还给我买了一大堆吃的，能来看看我，我就很满足了。"

我鼓励道："看，家里的'老宝贝'大家都关心着呢！那现在面对这个疾病您觉得能做些什么？"

李奶奶忧愁地说："以前年轻的时候经历了三年困难时期，那么苦的时候也熬了过来。现在孩子工作忙，老伴儿身体不好，我自己生活都不能自理了，想想还不如死了算了。可儿子这次回来像是看穿了我的心思，给我买了手机，教会我用微信，说以后可以视频聊天，还很严肃地跟我说，让我别胡思乱想，父母在的地方才是家，为了儿子我也得好好活着呀！"

我竖起大拇指："奶奶，您真是个明白人。"

李奶奶的眼中闪过笑意："丫头，谢谢你，跟你聊聊我的心情好多了。"

随后，李奶奶伸出手来："来，给我开始吧，我要配合医生治疗，争取早日出院。"

周末，我在巡视病房时看到李奶奶的儿子和孙子正陪着她做康复治疗，小孙子奶声奶气地喊着奶奶加油，把奶奶逗得乐开了花。这温馨的场景让人瞬间感受到了家的温暖。

这个故事提醒我们，家的意义远不止是一个地方，而是我们心中最温暖的归宿。将叙事护理融入到我们的工作中，不仅能为患者带来温暖，也能让我们的职业生涯更加丰富和有意义。

上海市宝山区罗店医院神经内科　张　丽

微笑重塑了容颜

在上海一家知名的医疗中心,我的女儿开始了她漫长而艰辛的口腔正畸治疗。她天生牙齿畸形,这让她在人前总是羞于展露笑容。尽管前方的正畸之路充满了不确定和痛苦,但她以一种令人敬佩的韧性和乐观开始面对挑战。

我们的治疗专家是一位经验丰富的正畸医生,他不仅是治疗师,更是我女儿决策过程中的伙伴。医生深知叙事医学的力量,在每次治疗会议上,他都会耐心聆听我女儿的故事,包括她的担忧和愿景。

在一次会议中,医生温和地说:"我们了解到你对未来的外貌充满期待,但我们需要一步步来,确保每一步都牢固而可靠。"他的话语中满是鼓励和理解,使我女儿感到安心。

治疗期间,医生经常用其他成功案例来激励我女儿,使她在痛苦中看到希望。在一次特别艰难的调整后,医生说:"记得那位和你有相似情况的年轻人吗?他现在的笑容充满了自信,你也将如此。"

这些故事不仅给予了我女儿必要的信心,而且深化了她对治疗过程的理解。她学会了将每次疼痛看作是迈向完美微笑的步伐。医生说:"每一个小步骤,都是我们通向最终成功的必经之路。"

随着治疗的进行,我女儿的自信逐渐建立。她开始主动参与治疗中的每一个决策,从选择托槽的颜色到讨论调整的时间表。医生的叙事方法帮助她从一个害羞的少女转变为一个能够自信面对挑战的年轻女性。

经过三年的努力,治疗终于完成。那一天,我女儿在镜子前露出了她灿烂的微笑。她的笑容不仅反映了她美丽的外表,更是她内在自信的体现。她向医生深深鞠了一躬,说:"谢谢您,不仅改变了我的笑容,更让我学会了如何面对生活中的每一个小挑战。"

医生笑着回答:"这是我们共同的成就,你的勇气和坚持是成功的关键。"

这个故事不仅是关于牙齿矫正的旅程,它更是一个关于如何通过叙事医学帮助患者克服恐惧,参与决策,最终实现自我成长的案例。它证明了医患之间的合作关系和对患者内心世界的深刻理解是如何帮助患者实现其治疗目标的。

这是一个关于转变、成长和胜利的故事,通过医生与患者之间的对话和共同努力,展现了叙事医学在现实生活中的实际应用和深远影响。

上海市宝山区罗店医院专科门诊　姜丹红

认识内心之路

在医院的安静角落,脑梗死导致的偏瘫让李先生的生活陷入了暂时的停顿。曾经是家中的顶梁柱,现在他却因突如其来的疾病而左侧肢体无法动弹,失去了行动的能力。这一改变让他和他的家人都感到无助和迷茫。

我作为他的责任护士,走近了李先生,尝试用我的专业和同情心,通过叙事护理的方式帮助他重新找到生活的方向和意义。

那天清晨,我坐在李先生的床边,阳光透过窗户洒在我们身上,我轻声问道:"李先生,您能和我分享一下您以前的生活吗?"

李先生缓缓地说道:"我曾经是个工人,每天工作很辛苦,但回家看到家人的笑脸,所有的疲惫都消失了。现在,我只能躺在这里,什么也做不了,感觉自己一无是处。"

我温柔地握着他的手,鼓励道:"您有这样的感受非常正常,但您的价值并没有因为疾病而减少。您的家人还是需要您,您的经验和智慧对他们来说非常重要。"

李先生苦笑着说:"我现在连自己都照顾不了,还能给家人带来什么呢?"

我回答:"李先生,您的存在本身就是对家人的支持。我们可以一起探索新的方式来适应这种改变。比如,您可以尝试指导您的孙子做一些简单的手工活,这样即便是坐在轮椅上,您也可以继续发挥您的作用。"

通过这样的对话,李先生逐渐意识到,尽管他的身体状况发生了改变,但他仍然可以以不同的方式参与到家庭生活中。在随后的日子里,我们一起制定了康复计划,包括物理治疗和言语辅导,以帮助他恢复语言和部分行动能力。

随着康复的进行,李先生逐渐能够用一侧手臂做一些简单的动作,如拿东西和写字。每当他完成这些看似微不足道的动作时，他的自信也在慢慢恢复。

有一天，我进入病房时，见到李先生正在教他的孙子折纸飞机，虽然动作不太灵活，但他的脸上洋溢着自豪的笑容。他看着我，眼中闪烁着泪花："感谢你，让我发现即使在这样的境况下，我依然可以给予我的家庭爱和支持。"

通过叙事护理，我帮助李先生发现，尽管生命的某些篇章可能充满挑战，但积极地应对是勇于接受挑战的一种方式。我们的对话不仅帮助他逐步走出心理的阴影，也重建了他的自我价值和家庭角色。

故事的力量在李先生的康复过程中显现无疑。它不仅帮助他理解并接受了生命的现实，还激励他以新的方式参与生活，重塑了他的人生观和家庭角色。这证明了叙事护理不仅是对患者情感的治疗，更是他们生活方式转变的催化剂。

上海市宝山区罗店医院神经内科　赖梅香

衰老不可怕

每个人都有自己的人生故事，他们既扮演着自己故事中的主角，也扮演着别人故事中的倾听者。

忙忙碌碌的心内科病房，呼叫铃、电话铃和报警器此起彼伏，推着治疗车的护士来回奔走穿梭在长长的走廊上，还有刚问诊完新患者挂着听诊器在敲键盘的医生……今天分享的是发生在医院里的王爷爷的故事。

86岁的王爷爷，诊断为冠状动脉粥样硬化、慢性心力衰竭，因近期气喘和下肢水肿收治入院治疗。接到医生的医嘱后，我携带好用物到床边为患者进行解释和操作。

"王爷爷，医生刚开了医嘱，需要给您做雾化吸入……"话说一半被王爷爷打断了："我不做，吸那玩意儿有啥用，之前别的医院也用过，没用，我不做。"我继续耐心解释："爷爷，您先别着急，我看您现在有点喘，雾化吸入是用氧气驱动的，一来可以缓解您的缺氧症状，二来里面加了平喘、抗炎药和化痰的药，也起到了治疗疾病的作用呢。"旁边的女家属也在劝王爷爷配合治疗，王爷爷极不情愿地勉强答应下来了。后面医生为其预约了冠脉CT血管成像（CTA）的检查，王爷爷愤愤地拒绝："我前段时间刚做过CT，我不做，做那么多检查，钱都交给医院冲业绩了！"我还是耐心地解释："爷爷，我刚刚看过您的报告了，之前做过的检查是胸部CT，和冠脉CTA是不一样的，这个是检查冠状动脉的病变或者狭窄的，做好之后医生才能更好地了解您的身体状况呀，就好做后续的治疗了，还是特别重要的。"一番解释沟通之后，王爷爷也知道了这项检查的重要性，配合去做了检查。

16:00，我巡视好患者准备进行交接班，王爷爷的家属过来和我讲："老爷子太倔强了，也不愿意请护工阿姨照顾，我家里还有小孩要照顾，得赶快回去接小孩放学了，麻烦你们多照顾一下。""好的好的，我们会多关注的，但由于老人今天用了利尿剂，小便会比较频繁，下床走路得用拐杖不方便，你们可以给爷爷准备个尿壶，减少一些不便。"家属一脸愁容道："他不肯用的，非要自己上厕所，不愿意在床上用，讲不通的，太倔了。"

家属回去后我到王爷爷病床旁边嘱咐："爷爷，您家属先回去接小孩放学了，一会儿有事情或者有不舒服，按这个床头呼叫铃，我们会过来帮助您的，拐杖给您放在床头柜旁边了，您起床上厕所时候走慢一点……"

王爷爷突然眼角划过两滴泪水，情绪有点激动，想说话但是张口没有说出来，有点气喘，我以为王爷爷身体不舒服，准备扶他躺下开氧气，王爷爷用他苍老的双手拉住我，缓了缓慢慢地说："88岁了，年纪大不中用了，老是给小孩添麻烦，刚刚那个是儿媳妇，她要工作，照顾小孩，还得照顾我这个累赘……"我心里一酸，一时语顿，原来王爷爷不是我们以为的"难沟通"的患者，他只是怕自己年迈没有价值了，还为孩子增添负担。我轻轻用手为王爷爷顺着背，安抚了一下他的情绪，说："您看您为孩子操劳一辈子了，现在小孩长大了，您也得多为自己着想一点，每个人都会变老，年纪大了身体就会有大大小小的毛病，需要家人的照顾。老话说养儿防老嘛，不要觉得这是负担，积极配合医生的治疗，争取可以早日出院，这样孩子也不用天天跑医院送饭了，您说对吧？"王爷爷点点头，拍了拍我的手背。

第二天早上去看王爷爷，他眼含笑意对我讲："今天比昨天好点了，喘得没那么厉害了，就是你给我用的药老让我跑厕所，你今天不要给我用了，不方便。""王爷爷，医生开的利尿剂是给您消除腿上的水肿、减轻心脏负担的，后面几天还得继续用的，您看今天没那么喘了，说明这个药发挥作用了，我看家人也买了尿壶过来，爷爷您小便就先用这个吧！"王爷爷一脸嫌弃："我不用这个，我还可以走路，自己可以上厕所，我不用。"我看出了爷爷的逞强和极力想维护的自尊，温柔地说道："爷爷，用尿壶不丢人的，我们有很多手术后不能下床和不方便的人床边都放着一个呢！您看隔壁床的金爷爷，和您年纪差不多，来的时候水肿比您更严重，住进来前三天都不能下床，也一直在用，您看他现在都可以悠闲地串门聊天了，后面症状好一点我相信您也可以像他一样的，我一会儿用完药会把这边帘子给您拉起来遮挡一下，您看可以吗？"我拍了拍王爷爷有点瘦弱的肩膀，他看了看我，又看了看隔壁床，点了点头，说着："好，好……"语气带点无奈，像是在接受他确实老了，也像是不再顾虑，坦然接受了这个提议。我微笑着给王爷爷举了个大拇指鼓励他,他也回我微笑并点了点头,倔强的王爷爷此刻也忽然那么温顺。

经过两周多的治疗,加上王爷爷的积极配合,症状得到很大改善,最终顺利出院。

护理工作很烦琐,但是我们也忙得有温度,工作间隙去倾听,去理解,患者走进病房,我们走进患者心里。叙事护理不是写一篇记叙文,也不是描述某一件事情,更不是描写某个人,而是将给予患者的心理疏导的全过程描述下来,叙述的是患者的心结,目的是更好地护理。在平凡的岗位上,你我未必光芒万丈,但始终温暖有光。叙事有声,护理有爱。我们的故事每天都在发生。

上海市宝山区罗店医院心内科　吴　琼

当叙事医学碰撞慢病管理

在医疗行业中,高血压等慢性疾病的管理并非仅仅关乎疾病治疗,更涉及如何通过叙事医学来加强医患之间的理解与沟通,提高患者的治疗依从性。对于胸外科病房的护士长李华来说,这一理念尤为重要。她通过一个具体的患者案例,实践了叙事医学,旨在通过患者的个人故事来改善其健康管理。

这个故事缘于患者张先生,在被诊断出高血压后,他的生活发生了根本性的变化。初诊时的恐惧、焦虑与否认成为他心理斗争的起点。李华决定深入了解张先生的个人故事,以此作为治疗的一部分,希望通过叙事的方式促进其心理和生理健康的改善。

在与张先生的初次会谈中,李华鼓励他描述被诊断那刻的感受。张先生分享了自己的恐惧和不安:"那一刻,我的世界仿佛停止了转动。我担心疾病恶化,成为拖累家人的重负。"他的声音透露出无助。

护士长用心倾听,并逐步引导张先生表达他的情绪,这不仅帮助他发泄了情感,还增加了两人之间的信任。

在治疗的过程中,张先生面临了诸多挑战,包括改变饮食习惯、定期运动及管理药物副作用。李华记录了这些信息,并在团队会议上与同事们分享,讨论如何提供更有针对性的支持。

随着时间的推移,张先生逐渐找到了适合自己的生活方式,而且高血压显著得到改善。李华鼓励他分享这一转变过程:"最开始真的很难,但是每次测量到血压趋于正常值,我就知道这一切努力都是值得的。"张先生的话充满了骄傲。

治疗过程中,张先生的家人发挥了巨大的作用。他的妻子经常陪他一起散步,儿子帮他记录血压。李华用这些故事来强调家庭支持的重要性,这些都记录在张先生的病历故事中。

在一次回访中,张先生深刻反思了自己健康观念的变化:"我以前从不重视健康,现在我学会了如何照顾自己。虽然高血压是一种疾病,但它教会了我许多。"他的话语透露出成熟和自省。尽管治疗仍在进行中,张先生对未来充满了希望。他计划参与社区的健康宣教活动,帮助其他患者认识到慢病管理的重要性。

通过李华的努力,张先生的故事不仅激励了他自己,也启发了其他患者和医疗团队。这种以患者为中心的叙事实践不仅提高了患者的依从性,还提升了治疗效果,叙事医学展示了其在慢性疾病管理中的巨大价值和潜力。

上海市宝山区罗店医院护理部　江小艳

屏幕之间的护理语言

在当今信息化迅速发展的时代,互联网＋医疗服务逐渐成为新的护理模式。在这种背景下,叙事医学展示了其独特的价值,尤其是在建立患者与医护人员之间的情感联系,增强治疗过程中的共情与理解方面。本故事将通过张先生心理健康治疗的案例,来展示互联网＋护理服务中叙事医学的应用。

背景介绍

张先生,一位年逾四十的会计,长期承受着职场的高压和家庭的重负。随着时间的推移,他逐渐出现焦虑和失眠等症状,严重影响了他的日常生活和工作效率。在朋友的推荐下,张先生通过一个在线医疗平台联系到了赵护士,一位专业的心理健康护理师。

初次会面：开启心灵之旅

在他们的第一次视频会议中,赵护士用她那温暖而真诚的声音迎接了张先生。

赵护士:"张先生,欢迎您开始这段心灵之旅。请您分享一下近期的感受,我们一起探讨可能的解决方式。"

张先生有些犹豫,但在赵护士的鼓励下,开始讲述他的故事,表达了对未来的担忧和对现状的不满。

叙事医学的实践：故事分享

在接下来的几次在线会议中,赵护士引导张先生更深入地探讨和分享他的生活经历和心理状态。她巧妙地将《稻草人》中勇气的比喻应用于张先生的情况,帮助他发现面对挑战时的内在力量。

赵护士:"张先生,您觉得自己和稻草人有哪些相似之处?他是如何找到勇气的呢?"

张先生反思后回答:"我想我也有面对困难时不退缩的一面,只是有时候被生活的重压所遮盖。"

人文关怀与 SWOT 分析

通过对话,赵护士应用 SWOT 分析帮助张先生认识到自己的优势、劣势、机会和威胁,让他学会如何在生活中更好地应对自己的情绪和压力。

心理咨询的支持与指导

赵护士教会张先生一系列的放松技巧,如冥想、正念和深呼吸,并鼓励他写日记,反思每天的情绪变化和成长。

张先生:"这些练习真的很有帮助,我感觉自己逐渐能够掌控自己的情绪了。"

决策与新的开始

几个月后,张先生的情绪明显改善,他的生活也更加有序。他加入了一个跑步小组,积极参与户外活动,与家人的关系也更加和谐。

结语

赵护士和张先生的故事展示了叙事医学在互联网＋护理服务中的实际应用,通过情感共鸣和专业引导,有效地帮助患者改善心理健康状态。这个案例证明,即使在数字化的互联网时代,传统的同理心、共情及人文关怀依然是治疗过程中不可或缺的元素,能够跨越屏幕,传递温暖和希望。

上海市宝山区罗店医院呼吸科　陈　凤

爱的绑带

在一个寒冷的早晨,当我跟随护理联合体的团队走进北郊的一个宁静小区时,我的心中既充满期待又有些紧张。这不仅是因为我们将面对的医疗挑战,更因为我将深入患者的生活,用心感受他们的痛苦和希望。今天,我们要探访的是一位曾是高校教授的老先生,自从去年他的爱人患上阿尔茨海默病后,他的生活逐渐被病痛和照顾的责任所填满。

进门那刻的紧张与期待

当我们轻轻敲门时,门缓缓打开,一位面容憔悴的老人迎接了我们。他的眼神中既有警惕也有期盼。

老先生颤抖着声音说:"请进,请慢点,别吓到她。"

走进屋内,我注意到一个精心打扮的老太太坐在窗边,手中抓着一根绑带,另一端绑在老先生的手腕上。她的表情迷茫,偶尔露出淡淡的微笑。

了解和关怀的第一步

我温柔地说:"您好,我是来自北郊护理联合体的护士小林,今天来是想了解一下你们的需求,看看我们能做些什么帮助您。"

老先生眼中含泪地说道:"谢谢你们,我只希望能让她安稳,她……她有时夜里会走来走去,我怕她摔倒。"

探索问题与同理心的交流

通过进一步的交谈,我发现老太太晚上因为病情会变得焦虑不安而来回走动,老先生为了保证她不会摔倒,用绑带将两人绑在一起。然而,绑带已经在老先生的手腕上留下了深深的印记。

我轻声问："这绑带似乎有些紧了，可能会让您感到不适。我们可以试着找一种更舒适的方法。"

老先生低头道："我……我只是不知道还能怎么做。"

解决方案与治疗

随后，我小心翼翼地解开了绑带，为老先生处理了伤口，并与他讨论了一些其他可实施的安全措施，如安装夜灯、使用监控设备，甚至是考虑夜间护理服务。

情感的释放与共鸣

在交流过程中，老太太突然开始哭泣，我轻轻地抱住了她，让她靠在我的肩膀上。

老太太哭泣着说："我也不是故意的……"

我安慰道："我知道，您做得已经很好了。我们都看得出来您对先生有多么深的爱。"

故事分享与治愈的力量

在之后的几周里，我和我的团队持续回访，带来了专业的照护建议，并引导老夫妻俩分享彼此的故事和情感。每一次访问，我们都能感受到他们之间"爱的绑带"在一点点放松，转变为彼此心灵的支撑。

结语

通过上门服务，我深刻体会到了叙事医学的力量。在技术与药物治疗身体的同时，理解和关怀让治疗成为了一种心与心的交流，让每一次接触都充满了温度和意义。

上海市宝山区罗店医院呼吸科　龚元月

光明的另一端

在一个春意盎然的清晨,小美,一位刚刚过完 35 岁生日的女性,正面临着人生中最沉重的打击。医生刚刚告诉她,她被诊断出乳腺癌。这个消息犹如一块巨石投入湖中,打破了她平静、美好的生活。她感觉自己被无尽的黑暗吞噬,仿佛掉入了无尽深渊。这个消息同时也激起了深埋的黑暗记忆——她的母亲也是在这个年龄被同样的病魔夺去了生命。

在病房中的初见

她还在消化这个消息时,张医生走进了病房,他是这家医院乳腺科的资深医师,同时也是一位擅长运用叙事医学的治疗者。张医生坐在小美的床边,轻声地说:"小美,我知道这个消息对你来说非常沉重,但医学上我们有很多进步,我们有多种方式可以治疗和管理这种疾病。"

科技与希望

小美抬起头,眼中带着泪光,轻轻点了点头。张医生接着说:"我们现在有了保乳手术的选项,这意味着除了可以移除肿瘤外,我们还能尽可能保留乳腺的其他部分。此外,我们有高效的术后治疗计划,能够帮助你恢复并维持生活的质量。"

他拿出平板电脑,展示了一项 3D 模拟技术,详细解释了手术过程和术后的康复方案。小美看到科技带来的希望,心中的恐惧渐渐被勇气所取代。

康复与挑战

手术顺利完成后,小美面临的是漫长的康复之路。在张医生和专业康复团队的支持下,小美勇敢地面对每一次化疗和放疗。每次治疗后,张医生都会花时间与小美交谈,了解她的心理状态,让她感到自己不是在与疾病单打独斗。

心灵的对话

在康复中心的会议室里,张医生与小美进行了一次深入的对话。他问:"小美,你在这段经历中,有什么感受是你想要分享的吗?"

小美深吸了一口气,缓缓地说:"开始的时候我很害怕,我害怕遭受和妈妈一样的命运。但现在,我意识到每个人的故事都是独一无二的,我的故事还在继续。"

向过去告别

康复期间,小美再次来到母亲的墓前,她轻轻地对着墓碑说:"妈妈,医学进步了很多,如果您在今天,也许一切都会不同。我现在很好,我会继续生活,为我们两个活下去。"

结语:告别黑暗,迎来光明

随着时间的流逝,小美不仅在身体上恢复了健康,更在心灵上获得了新生。她学会了如何从自己的故事中汲取力量,并开始帮助那些经历相似的人。

这不仅是关于战胜乳腺癌的故事,它还是关于如何通过叙事医学,在恐惧与绝望中找到希望和光明的故事。这个故事提醒我们,无论面对多么巨大的困难,只要保持希望,就有战胜一切的力量。

上海市宝山区罗店医院老年科　许宜为

产房的紧急救援

作为一名助产士，我像往常一样在产房里忙碌着，手中的工作有条不紊地进行着。突然，一阵急促的电话铃声打破了平静。我迅速接起电话，听筒那头传来了急切的声音："一位产妇在家中分娩，现在正在救护车上，正在来医院的路上，请你们医务人员做好迎接的准备！"

这突如其来的情况让我的神经瞬间紧绷起来。我立刻放下手中的工作，向医生传达了这个消息。整个产房顿时进入了高度戒备的状态。我深吸一口气，努力让自己保持冷静和专注。我知道，接下来的每一分钟都至关重要。我们必须做好充分的准备，以确保产妇和新生儿的安全。我迅速检查了各种设备和工具，确保它们都处于良好的工作状态。同时，我与同事们商量好迎接产妇的细节和流程，以便能够高效地开展工作。

时间在紧张的氛围中过得异常快，每一刻都充满了紧迫感和焦虑感。我的心中充满了期待和担忧，我期待着能够顺利地迎接新生命的到来，同时也担忧着可能出现的各种情况。当救护车的声音在医院门口响起时，我和同事们立刻冲向救护车，迎接即将到来的挑战。进入产房后，我动作轻柔地接过宝宝，和儿科医生一同对宝宝进行全面而细致的基础评估。与此同时，产科医生迅速投入到对产妇的检查工作中。

在检查的过程中，我始终保持着温柔的语调，轻声地询问产妇："现在有什么不舒服的地方吗？"产妇："没有，就是有点吓着了。"我继续询问："这是你的第一个宝宝吗？肚子疼的时候怎么没来医院呀？"她的声音微弱而颤抖："是的，这是第一胎，宝宝来得太快了，我还没来得及赶到医院。"我能明显感受到她的身体在微微颤抖，眼神中充满了紧张和不安。于是，我安慰着她，尽力让她放松下来，告诉她不要害怕，我们会一直陪伴在她身边。宝宝检查完毕后，我将他轻轻地放在一旁的婴儿床上,然后转身协助产科医生继续评估产妇的情况。医生仔细检查着产妇的子宫收缩情况,观察是否有产后出血的迹象,同时还认真察看了会阴裂伤的程度,给予了相应的处理措施。

整个过程中,产房里的气氛异常紧张,每个人都全神贯注地投入到工作中。我们医护团队配合默契,每一个动作都精准而迅速,仿佛在与时间进行一场激烈的赛跑。经过一番惊心动魄的忙碌,宝宝和产妇终于成功度过了危险期。产妇的脸上逐渐绽放出如释重负的笑容,那笑容如同春日里的暖阳,温暖而动人。

此次事件深深地触动了我,让我深切感悟到时间是那般珍贵,生命又是如此脆弱。我深知必须时刻保持高度警觉,随时做好充分的准备,与团队紧密协作,持续不断地提升专业知识与技能。我由衷地坚信生命中充满了奇迹与不可预测的因素,这一切都使我愈发坚定地扛起守护新生命降临世间的重大责任与神圣使命。

上海市宝山区罗店医院产科　马　楠

爸爸成功戒烟

在一个充满爱和关怀的家庭里,莉莉决定帮助她的父亲戒烟。父亲是家里的顶梁柱,一直以来都是个热爱家庭的好父亲,但他长期的吸烟习惯已经成了全家人的一个心病。

故事的开端

莉莉的父亲长期吸烟,并已经严重影响了家人的生活,随着时间的推移,父亲的健康开始出现问题,包括持续的咳嗽和呼吸困难。莉莉很清楚,如果不采取行动,她可能会失去她深爱的父亲。于是,她开始研究戒烟的方法,并深入了解了叙事医学。

研究与准备

莉莉深入研究了叙事医学,发现通过分享真实的故事和情感体验可以触动人心,可能会激发父亲戒烟的决心。她决定利用叙事医学的技巧,帮助父亲改掉这个坏习惯。

收集故事

她首先收集了一系列与吸烟相关的真实故事,包括成功戒烟者的经历及吸烟对健康造成各种伤害的案例。她还整理了家庭成员对父亲吸烟的看法和担忧,尤其是她个人的感受。

创造共鸣

莉莉制作了一个小册子,里面包含了所有她收集的故事和家人的心声,还有一封她亲手写给爸爸的信。在信中,她表达了自己对父亲的爱,她对父亲健康的担忧,以及她希望父亲能见证她未来生活重要时刻的愿望。

面对面的交流

一天晚上,莉莉选择了一个温馨的家庭晚餐时刻,向父亲讲述了她准备的所有故事和信件的内容。父亲被莉莉的努力和家人的担忧深深触动,眼角湿润了。

父亲的决定

在那个情感充沛的夜晚,父亲做出了决定——他要戒烟。他被女儿的真诚努力和家人的支持深深感动,决定彻底戒烟。

战斗与支持

戒烟过程对莉莉的父亲来说充满挑战,但莉莉和其他家人始终给予他支持。莉莉帮助父亲制定了详细的戒烟计划,并一起参与各种户外活动,帮助他分散对烟草的渴望。

成功与庆祝

经过数月的坚持,莉莉的父亲成功戒除了烟瘾。家中举办了一个小型庆祝活动,以感谢每一位家庭成员的支持,尤其是莉莉。

结语:生命的新篇章

这个故事不仅是关于戒烟的斗争,它还展示了叙事医学如何在实际生活中发挥作用,增强治疗过程中的共情和理解,帮助人们实现深刻的个人变化。莉莉和父亲的故事鼓舞了许多人,成为了社区中传播的激励故事,提醒我们爱和理解是克服生活难题的强大力量。

上海市宝山区罗店医院康复科　程　新

开启有声的世界

有一个小男孩,名叫彬彬,与常人不同,彬彬从出生起就处于无声的世界中。他从未听过鸟鸣、风声,甚至是母亲的呼唤。但一次偶然的机会,一次改变命运的手术,为他开启了一个全新的有声世界。

故事的开始

彬彬的父母从未放弃帮助他融入有声世界的希望。尽管彬彬无法听见声音,但他的家充满爱。彬彬的父母带他去过许多医院,尝试过多种治疗方法,直到听说上海有一家著名医院,成功实施了多例先天性耳聋患者的听力重建手术。

憧憬满怀

决定前往上海的那一刻起,彬彬的父母就开始了密集的准备工作。他们联系了医院,安排了详细的检查和咨询。虽然内心充满不确定性和担忧,但憧憬能听到彬彬呼唤他们"爸爸""妈妈"的声音,他们充满了动力。

术前准备

手术前一天,主治医生详细解释了手术的流程,包括目的、步骤和潜在风险,确保彬彬的父母完全理解每一个细节。

温柔以待

主治医生展现了极大的温柔和同理心,尽管手术有固有风险,但保证团队将全力以赴确保一切顺利。他分享了一些成功案例,让彬彬的父母感到安心,同时调整了他们对手术结果的期望。

降低期望值

主治医生解释说，尽管技术成熟，但每个人的身体状况和恢复情况都是不一样的，强调即使手术成功，彬彬的声音适应和学习过程也将是漫长且需要耐心的等待。

共情与信任

主治医生用专业知识和人文关怀为彬彬的家庭提供了坚实的支持，建立了深厚的信任感，让他们知道医疗团队是可靠的伙伴。

新世界的开启

手术后，彬彬逐渐适应新获得的听力。最初，即使是轻微的声音也令他不适，但在专业康复师的帮助下，他开始识别和习惯这个新的有声世界。

第一次听见声音

在一个晴朗的下午，彬彬和父母在公园散步时，他第一次意识到了鸟叫声。那一刻，他惊喜地停下脚步，好奇地询问这是什么声音。当父母告诉他，是小鸟在唱歌，彬彬的眼中充满了泪水。

生活的转变

随着时间推移，彬彬学会了区分不同的声音，开始尝试说话。他的世界变得更加丰富多彩，他开始享受生活中的每一天，更加自信地与世界交流。

故事的结局

彬彬的故事成为了社区中广为传播的激励故事，他的经历激励了许多家庭，给他们带来了希望。彬彬和他的家庭也通过这次经历成为了倡导保护听障儿童权益的代言人。

这是关于勇气、希望和新生的故事，彬彬的经历展示了爱、科技和社区支持可以如何帮助人们克服障碍，让生活变得更加美好。

上海市宝山区罗店医院中医科　余　勤

生命的故事

在医疗领域,叙事医学不仅关注疾病的治疗,更重视倾听和理解患者及其家属在疾病过程中的情感体验。作为一名护士,我见证了无数生命的跌宕起伏,其中一个胃癌患者的故事,在我心中留下了深深的烙印。

故事的主人公,我们称她为李阿姨。李阿姨是一位典型的传统母亲,一生勤劳朴实,为家庭默默付出。然而,在一次体检中,她被诊断出晚期胃癌,这个消息对她和她的家庭来说,无疑是沉重的打击。

我第一次见到李阿姨时,就感受到了她内心的恐惧与不安。每次进入病房,我都能看到她那双求助的眼睛,仿佛在诉说着她的痛苦和迷茫。此时,我意识到,作为护士,我的任务不仅是提供医疗照护,更重要的是用心去倾听,用情感去连接。

随着时间的推移,我和李阿姨之间的关系逐渐深厚起来。我尝试通过触摸、眼神交流等非语言方式,来传递我的关心和支持。这些简单的举动常常能为她带来巨大的安慰。

李阿姨经历了手术和化疗,每次看到她因疼痛而紧皱的眉头,我的心也随之紧缩。尽管我无法减轻她身体的痛苦,但我始终坚守在她身边,给予她精神上的支持。

除了身体的痛苦,李阿姨还承受着巨大的心理压力。她担心病情恶化,害怕无法继续陪伴家人。为了帮助她,我分享了一些成功治愈的案例,鼓励她与家人沟通,让他们了解她的想法和感受,从而获得更多支持。

在我和李阿姨的共同努力下,她的精神状态逐渐改善,开始积极配合治疗。尽管病情依然严峻,但她的生活质量有了明显提升。

然而,生命总是无情的。在与病魔抗争一年多后,李阿姨的病情恶化。在她生命的最后时刻，她握着我的手，感谢我陪她度过这段艰难的时光。她的话让我泪流满面，尽管我无法改变她的命运，但至少我为她的生命之旅带来了一点温暖和安慰。

李阿姨的故事让我深刻体会到叙事医学的重要性。它教会我们倾听患者的声音，理解他们的故事，与他们共同面对生命的挑战。通过这些故事，我们学会了如何更好地关注患者的情感体验，如何更全面地照护他们。

回顾与李阿姨相处的日子，我很庆幸能用自己的专业知识为她的生命带来一丝温暖。虽然她已离开，但她的故事永存我心，成为我前行的动力。

在未来的工作中，我将继续倾听每位患者的故事，用同理心连接每一个生命。我相信，只要我们用心去感受、理解、关爱，就能共同面对生命的挑战，找到生活的真正意义。

上海市宝山区罗店医院手术室　符莉丽

王阿婆的春天

80 岁的王阿婆患了白内障,一种在老年人中常见的眼病。对王阿婆来说,失去视力意味着失去了自主生活的能力,也失去了观赏这个世界的机会。随着时间的流逝,她的世界逐渐变得模糊,颜色不再鲜艳,直至她几乎看不清任何东西。

故事的开端:担忧与害怕

王阿婆一直害怕手术,加之她认为自己年纪大了,手术风险大,费用昂贵,因此一直没有勇气去医院治疗。她的日子在模糊和黑暗中慢慢流逝,生活对她来说充满了挑战和不便。

国家的政策:光明的希望

当王阿婆几乎要放弃希望时,国家推出了一项针对老年人的白内障免费手术计划。这对王阿婆来说如同雪中送炭,她既惊讶又激动。尽管对手术还有些许恐惧,但国家的支持让她看到了重见光明的希望。

家人的鼓励:爱的力量

王阿婆的家人得知这一消息后,非常支持她接受手术。他们帮助她完成了所有的手术前准备工作,并陪伴她去了医院。在家人的陪伴和鼓励下,王阿婆的恐惧感逐渐减少,取而代之的是对未来美好生活的期待。

手术的过程:重获新生

手术当天,医生和护士对王阿婆非常照顾,他们用温暖和专业的态度缓解了她的紧张情绪。手术非常成功,一切都进行得很顺利。当王阿婆从麻醉中醒来,虽然一开始只能看到模糊的光影,但她知道自己即将迎来新的生活。

重见光明:康复之旅

在手术后的几天里,随着眼睛逐渐恢复,王阿婆惊喜地发现她能够看得越来越清楚。当她能够清晰地看到家人的脸、窗外的树木和远处的山脉时,她激动得流下了眼泪。多年的黑暗和模糊终于消散,她再次看到了这个美好的世界。

感恩的心:生动的见证

康复后,王阿婆对国家的政策和医院团队充满了感激之情。她经常对邻居和朋友说:"是党和国家给了我重见光明的机会,我永远感激。"她的故事在社区传开了,成为了国家政策温暖人心、改变命运的生动见证。

故事的影响:激励他人

王阿婆重见光明的故事不仅改变了她自己的生活,也激励了周围的人。许多像她一样害怕手术的老人,在听到王阿婆的经历后,也鼓起勇气接受了治疗。王阿婆用她的经历证明了,无论年纪多大,都要勇于追求更高的生活质量。

王阿婆的故事是关于勇气、感恩和希望的。通过国家的支持和自身的勇气,她和许多老年白内障患者一样,走出了黑暗,重新拥抱了光明。这个故事也提醒我们,关爱老年人的健康,让他们享有高质量的生活,是全社会的责任和义务。

上海市宝山区罗店医院老年科　徐　莉

叙事遇见渐冻症

在一个平静的小镇上,住着一对普通夫妻——吴杰和他的妻子。这是一个关于爱、勇气和希望的故事,是一场与渐冻症的斗争。

故事的开始

一切开始于一个普通的下午,吴杰和妻子坐在医生的办公室里,等待着那个可能改变他们生活的诊断结果。当医生宣布吴杰患有渐冻症时,仿佛整个世界都静止了。他们手牵手走出诊所,沉默中充满了无尽的心痛和不确定。

陪伴与共情

随着疾病的进展,吴杰开始失去对身体的控制。看着他努力完成曾经轻而易举的动作,妻子的心也跟着碎裂。尽管病痛带来的挑战越来越大,她却始终坚守在他身边,用自己的共情和陪伴抵御着绝望。

鼓励与斗争

在病痛中,吴杰决定记录下他的日常生活。写作对吴杰来说已经变得异常艰难,但他的坚持让妻子深感骄傲。她常常鼓励他,告诉他,每一天的记录都是对美好生活的向往。在她的鼓励下,吴杰开始公开分享他的故事,用自己的经历激励着那些同在困境中的人。

疾病的考验

时间一天天过去,吴杰的病情逐渐加重,最终他失去了说话的能力。他们开始通过眼神和书写来沟通。尽管沟通方式发生了改变,他们之间的爱却越发深厚。妻子学会了从他的眼神中读懂爱意,从他的笔迹中感受坚持。

寻找新的希望

在与渐冻症的斗争中,吴杰逐渐成为积极的倡导者,他的故事激励着每一个人。他们一起参与公益活动,募集资金支持渐冻症研究。每一点进步都让他们看到了希望的光芒。

生命的意义

在与渐冻症的长期斗争中,吴杰教会了妻子生命的意义。他们的爱,在病痛中被证明是坚不可摧的。她从吴杰那里学到了,即使在生命的艰难时刻,也可以展现出人性的光辉。

结语

这是一个关于坚持不懈与病痛做斗争的传奇,是他们共同书写的一首生命的赞歌。在这段艰难的过往中,他们学会了如何在风雨中找到彼此,如何在绝望中找到希望。吴杰和妻子的故事不仅仅是关于与疾病斗争的故事,更是一个关于如何在人生的风雨中,找到爱的真正意义的故事。

上海市宝山区罗店医院中医科　陈　瑜

手术室中的智慧

林雅护士长的方法在医院内逐渐传播开来，越来越多的家长和患儿开始了解并接受这种独特的"玩偶疗法"。每当有新的患儿被送入手术室，他们都会期待地望向门口，期待着能够见到那位总是带着温暖笑容的林雅护士长，以及她手中那个特殊的"小伙伴"。

林雅护士长总是悉心挑选适合每位患儿的小玩偶，她知道这些玩偶不仅仅是孩子们手术时得到的安慰，更是与他们一起勇敢面对疾病的伙伴。在她的带领下，手术室的氛围变得温馨而亲切，每位患儿都能感受到一份特别的关爱。

患儿与家长的变化

在手术室外，家长们开始注意到这种变化。他们发现，孩子在进入手术室之前，多数不那么哭闹和抗拒，而是显得平静和勇敢。有的孩子甚至主动向林雅护士长询问关于手术的问题，展现出了前所未有的成熟和坚强。

这样的变化让家长们感到欣慰和感激，也让整个医院的医护人员备受鼓舞。他们开始意识到，医学治疗并不仅仅是技术层面的操作，更是对患者心灵上的关怀和抚慰。这种创新方法往往能够产生意想不到的治疗效果。

实施"玩偶疗法"的具体措施

为了将"玩偶疗法"成功应用于改善患者的手术体验，医院采取了以下几个方面的措施：确定"玩偶疗法"的适用人群与目的，主要针对年幼的骨折手术患儿，他们往往因为年龄小、害怕陌生环境和手术过程而感到恐惧和不安。

通过提供与患儿同病相怜的玩偶，并模拟手术过程，减少患儿的恐惧感，帮助他们更好地理解并配合手术，从而改善他们的手术体验。

实施"玩偶疗法"的具体步骤

术前准备：为每位患儿准备一个特制的玩偶，玩偶的伤口和绷带与患儿相似，以此建立情感联系。

术中陪伴：在手术过程中，让患儿抱着玩偶，通过为玩偶模拟手术过程，如消毒、固定绷带、缝合等，让患儿了解手术过程，减轻恐惧感。

术后关怀：术后继续让患儿与玩偶互动，照顾及安抚玩偶，让患儿更加勇敢及坚强。

效果评估：通过观察患儿在手术过程中的表现、术后恢复情况及家属的反馈，评估"玩偶疗法"的效果。

反馈调整：根据评估结果，及时调整和完善"玩偶疗法"的实施方案，以更好地满足患儿和家属的需求。

注意事项：① 确保玩偶的清洁和卫生，避免感染。② 根据患儿的年龄和病情，选择合适的玩偶和手术方式模拟。③ 注意与患儿和家属的沟通，确保他们充分理解并接受"玩偶疗法"。

总结："玩偶疗法"是一种有效的非药物干预方法，可以改善患儿的手术体验，减轻他们的恐惧感。医院可以积极推广和应用"玩偶疗法"，将其作为提高患者满意度和医疗质量的重要措施之一。

"玩偶疗法"的推广与实践

随着时间的推移，"玩偶疗法"逐渐成为医院的一张名片。越来越多的患者和家属被这种温馨而贴心的服务所感动，纷纷向医院表达感激之情。林雅护士长本人也成为了医院内外广为传颂的"爱心天使"，她的名字和事迹成为了医院文化中的一部分。

然而，对于林雅护士长来说，她并没有因此而沾沾自喜或停下脚步。她深知，作为一名医护人员，自己的使命就是为患者提供最好的医疗服务。因此，她继续坚守在手术室中，用她的智慧和爱心为每一个需要帮助的患儿带来希望和力量。

团结协作的医护团队

在林雅护士长的带领下，医院的医护人员也逐渐形成了一种团结协作、关爱患者的良好氛围。他们共同努力，为患者提供更加全面和贴心的医疗服务，让每一位患者都能够感受到家的温暖和关爱。

这种人文关怀的理念不仅在医院内部得到了广泛的认同和实践，更在社会上产生了深远的影响。越来越多的人开始关注医学治疗中的人文关怀问题，呼吁医护人员不仅要关注患者的身体健康，更要关注他们的心理健康和情感需求。

医院管理层的关注与推广

林雅护士长的方法也引起了医院管理层的关注。他们开始思考如何将这种人文关怀的理念融入到整个医院的服务中，为患者提供更加全面和贴心的医疗服务。于是，医院开始组织相关的培训和讲座，邀请林雅护士长分享她的经验和心得。

在培训和讲座中，林雅护士长详细地介绍了"玩偶疗法"的实施过程和效果，并分享了自己在与患儿沟通中的心得和体会。她强调，作为医护人员，需要用心去倾听和感受患者的需求和情感，用专业知识和爱心去帮助他们战胜病魔。

通过林雅护士长的分享，医院的医护人员深受启发。他们开始更加关注患者的心理需求和情感变化，努力为患者提供更加贴心和人性化的服务。这种变化让医院的整体服务质量和患者满意度得到了进一步的提高。

上海市宝山区罗店医院护理部　吴　燕

第二部分　医护人员的自我疗愈

　　该部分通过医护人员叙述自身的故事，将他们在工作中遇到的各种情感和挑战展现出来。这些故事不仅仅是他们职业生涯的记录，更是他们心灵成长的见证。从面对患者的生死离别，到承受处理紧急医疗事件的压力，每一个故事都是他们在工作中的真实写照。

　　这些故事强调了医护人员在工作中的情感支持和心理疏导的重要性。通过叙事医学，他们不仅帮助患者恢复健康，也在自我反思以及与同事间的交流中不断成长。每一个故事都是一次心灵的历练，展现了面对复杂情境时医护人员的专业素养和人性光辉。

　　通过这些叙事故事，我们感受到了医护人员的艰辛，让我们对医护职业有了更深的敬意，也呼吁社会给予他们更多理解和支持。

身心的双重疗愈

在那个风急天寒的冬夜，急诊科的灯光明亮如白昼，空气中弥漫着一种无形的沉重。张医生和他的团队正围绕一位重伤青年展开紧张的救治。车祸导致的严重创伤让这个年轻的生命悬于一线，整个手术室的气氛紧绷到了极点。

数小时后，尽管医疗团队倾尽全力，那颗年轻的心脏还是在一次次的抢救后逐渐停止跳动。张医生无力地站在手术台旁，沉痛地看着这位青年的生命如破碎的光影般消散。手术室内的寂静无声胜过任何嘈杂，张医生的心中充满了自责。

面对家属的绝望和泪水，张医生的内心痛苦万分。他问自己："如果我能做得更快一些，更细致一些，是否能够挽回这条生命？"这种无力和悲痛逐渐演变成了创伤后应激障碍（PTSD）。夜深人静时，他无法摆脱那夜的回忆，无法入睡，自责和恐惧缠绕着他的每一个夜晚。

在经历了连续几晚的失眠和焦虑后，张医生开始回避那些紧急和复杂的手术，生怕再次面对类似的失败。他的职业信心受到了前所未有的打击。

就在这时，医院的心理支持团队介入，建议他参加由朱队长领导的巴林特小组——一个专门为医护人员提供情感支持和心理疏导的小组。带着试试看的心态，张医生走进了这个提供心理安全空间的小组。

小组会议中，张医生首次向其他同行敞开了自己的心扉，分享了那个夜晚的救治经历和随之而来的心理困扰。他的声音时而颤抖，时而低沉，小组成员的聆听和理解给了他巨大的安慰和支持。

通过与同行的深入交流，张医生逐渐学会了从不同角度分析那晚的抢救，意识到在极端的医疗条件下，他和团队已经尽了最大的努力。他开始接受，即使是最出色的医生，也不能总是战胜死神。

在朱队长的引导下,张医生学习了如何处理工作中的创伤感受,如何面对和管理自己的情绪。他逐步克服了对夜班和复杂手术的恐惧,重新找回了作为医生的自信和使命感。

几个月后,张医生不仅恢复了正常的工作状态,还在小组中帮助新的成员面对他们的挑战。他意识到,医生的责任不仅是救治患者,更包括自我关怀,保持职业的可持续性。

这个故事是关于如何通过团队和专业支持,帮助医护人员走出职业创伤,恢复内心的平和。张医生的故事告诉我们,面对生命的无常和职业的压力,医护人员也需要关怀和理解,这样他们才能继续在医疗一线提供无私的关怀和专业的服务。

上海市宝山区罗店医院外科　汤阳阳

护士职业的价值

在医疗行业工作多年，我以为我已经充分了解了慢性疾病患者的生活，但直到我自己的父亲，一位 83 岁高龄的老人被诊断出直肠癌，我才真正理解了护理工作的深刻意义。

起始的困惑

"这真的很难。"父亲的声音低沉而疲惫。那天，他坐在餐桌旁，眼神中流露出深深的忧虑。我把他的手紧紧握在自己手中，尽管我是一名经验丰富的护士长，面对自己父亲的病痛，我深感无力。

决定手术

"我们会一起面对这一切的，爸爸。"我尽力让自己的声音听起来坚定。通过术前教育，我向父亲解释了手术过程和术后的生活调整，包括他将使用的造口袋。他只是点点头，脸上的表情让我知道他对未来充满了恐惧。

术后的挑战

手术虽然成功，但术后的恢复却异常艰难。最初几周，父亲对造口袋极度抵触，并表现出不安。他尝试着适应，但每一次更换造口袋都是一场斗争。有一次，他不小心让粪便溢出，弄脏了床单。他羞愧的眼神深深刺痛了我的心。

情感的支持

在一个阳光明媚的下午，我坐在父亲的床边，我们一起回忆了他年轻时的旅行故事。通过这些叙述，我试图让他理解，每个人的生活都会有不同的阶段,每个阶段都有它自己的意义和美丽。

"你看,爸爸,每次旅行结束,你都会带着满满的收获回家,"我微笑着说,"现在,我们只是在开始另一段不同的旅程。"

技术和情感的结合

我为父亲安排了一位造口护理专家上门服务,一起为他进行造口护理培训。在专业护士的指导下,父亲逐渐学会了如何照顾自己的造口。通过不断的实践和鼓励,他的技能和自信都有了显著的提升。

内心的转变

几个月后,我看到了父亲的变化。他不再那么抗拒使用造口袋,甚至开始与其他同样经历过这一手术的老朋友分享心得。我清楚地感觉到,不仅是他的生理状态在改善,他的情绪和心态也在逐渐恢复。

结语:护理的真正意义

"我现在能理解,为什么你选择了做护士。"一天晚上,父亲这样对我说。他的话让我眼眶湿润。这次经历让我深刻感受到,护理工作不仅仅是技术操作,更多的是心灵的慰藉和情感的支持。

通过父亲的康复之路,我重新审视了作为护士的职责和价值。每一天,当我穿过医院的走廊,我都会提醒自己,每一位患者都值得被理解和尊重,每一位患者都有一段值得被倾听的故事。

上海市宝山区罗店医院护理部　江小艳

护士的坚守

在医院的护理部，有一位经验丰富的护士——李芳，面对着职业生涯的一次重大抉择。她已在这家医院服务了 10 年，其间她不仅倾注了自己的全部热情和精力，还见证了无数生死离别与奇迹的发生。然而，家庭的责任呼唤着她，两个年幼的儿子需要她的照顾，丈夫也希望她能够回家成为一名全职太太。面对职业与家庭的双重压力，李芳的心情无比复杂。

赵主任是护理部的负责人，对李芳的情况感同身受，她曾经也面临过类似的抉择，因此对李芳的困境感到格外理解。在得知李芳打算辞职的消息后，赵主任并没有急于劝阻，而是决定使用叙事护理的方法和 SWOT 分析，帮助李芳做出最适合她的决定。

在一个安静的下午，赵主任和李芳坐在办公室里，赵主任温柔地启发李芳回顾自己的护理生涯，从中寻找到持续工作的动力和价值。

叙事的力量

赵主任首先分享了自己的经历，她提到了自己年轻时如何面对工作和家庭的抉择，并引用了《简·爱》中的话：我不是一只鸟，也没有陷入罗网，我是一个有独立意志的自由人，我现在要尽全力去做我该做的事情。这些话激励赵主任找到了自己的平衡点。

SWOT 分析的应用

接下来，赵主任引导李芳进行 SWOT 分析，一起探讨了她继续从事护理工作的优势（strength，S）、劣势（weakness，W）、机会（opportunity，O）和威胁（threat，T）：

优势(S)：李芳拥有丰富的临床经验和专业技能，深受同事和患者的信赖。

劣势(W)：长时间的工作给身心带来的压力，与留给家庭时间的冲突。

机会(O)：个人职业成长，护理领域的进一步发展，以及作为模范的潜力。

威胁(T)：职业生涯的中断可能带来的再就业困难，个人成长的停滞。

通过深入的对话和 SWOT 分析，李芳逐渐清晰地看到了自己在职业和家庭中的定位。她认识到，尽管家庭对她的需求很重要，但她对护理工作的热爱同样是她生活中不可或缺的部分。赵主任的支持和分析帮助她看到，自己能够在这两者之间找到平衡。

最终，李芳决定不辞职，而是申请了短期休假来重新充电和调整状态。这段时间让她有机会重新思考如何高效地平衡工作和家庭责任。

李芳的故事不仅是关于个人职业选择的故事，更是一个关于如何在生活的不同角色之间找到平衡的例子。赵主任的及时介入和叙事护理的运用，展示了在护理行业中，对护士个人成长和职业发展的支持同样重要。通过叙事，李芳和赵主任共同探索了一种既能满足家庭需求又不放弃职业激情的生活方式，从而使李芳的护理之心得以坚守。

上海市宝山区罗店医院重症监护室　李秀文

伤心的领悟

在一个周日的午后，原本宁静的走廊突然充满了急促的脚步声和焦虑的气息，一位因溺水而奄奄一息的年轻人被紧急送入抢救室。尽管医护人员尽力施救，年轻人还是没能挺过来。在准备将他移送的那一刻，他的父亲，一位高大挺拔的男士，眼含泪光，声音哽咽："你们不要动他，让我抱他上车，我都没怎么抱过我儿子……"他的眼神中满是悲痛和不舍，在场的医护人员目睹了这一幕，无不被深深打动。

在接下来的几天里，小汤护士显得心事重重。我注意到了他的异样，于是在一次下班后作为护士长邀请他进行了一次深入的谈话。

我开门见山地问："小汤，这两天你遇到了什么事情吗？"他略显沉重地回答："算是吧。我总是回想起那天抢救的场景，那一刻我恐怕终生难忘。"我进一步探询他的感受："能分享一下，你现在是什么感觉吗？"他稍作沉思后回答："应该是伤心吧。"

我继续询问："为什么会感到伤心呢？"小汤的回答展示了他深层的共情："我为那个年轻人伤心，这么年轻就离开了。为他爸爸伤心，失去儿子，他的未来将怎样。我，还为我自己感到伤心。"他顿了顿，我追问："为你自己？是因为什么？"小汤深吸一口气，坦诚地说："那个去世的年轻人和我年纪相仿，看到他父亲那样，我无比心疼却又感到无能为力。"

我与小汤探讨了经历这样心痛的事件后，应如何寻找前行的力量和意义。

首先，我们讨论了处理和表达情感的重要性。我向小汤建议，写作可以是一种有力的工具，不仅有助于更深入地探索和理解自己的情感，也可以作为一种情绪释放的方式。通过记录自己的思考和感受，小汤可以从新的角度审视这次经历，找到从中学习和成长的机会。

其次,我们讨论了专业发展和自我提升的可能性。我提醒小汤,作为医护人员,我们可以通过进一步的教育和培训,提升自己的专业技能和应对危机的能力。例如,参加有关患者心理支持的工作坊或研讨会,可以增强我们在面对类似情况时的沟通能力和情感支持能力。此外,了解患者及其家庭的经历和需求,可以帮助我们更好地进行同理心沟通,提供更加贴心和人性化的护理服务。

我们还讨论了维持工作和生活平衡的重要性。面对医疗行业的压力和挑战,找到有效的压力管理方法和休息放松方式对于维持我们的心理健康和职业热情至关重要。我鼓励小汤积极参加如瑜伽、冥想或户外活动等能够帮助他缓解工作压力、恢复精力的活动。我们进一步反思了作为医护人员的深层价值和使命。我们不仅是在进行医疗操作和治疗,更是在每一次与患者和家属的互动中,传递希望、安慰和人性的关怀。我们的工作有着深远的影响,可以带给患者及其家庭力量,甚至在最困难的时刻为他们带来光明。

最后,我鼓励小汤将这次经历转化为一种职业上的呼唤,去寻求与同事、社区乃至更广泛的医疗卫生界共享和讨论这些深刻的体会和教训。通过建立支持网络,我们可以共同提升对这类情境的应对能力,同时也为那些正在经历困难的患者和家庭提供更加全面和深入的支持。

我总结道:"看来,每一件事都有它的双面性。一件令人伤心的事也能让我们意识到陪伴的重要性,肯定我们职业的价值。因此,我们要珍惜身边的人,在工作中尽职尽责,尽最大的努力,实现我们的职业价值。"小汤点头同意,并表示:"和你聊天后我感觉好多了,我会将这次经历作为动力,未来要更加努力工作。"

通过这些解决方案的探讨,小汤逐渐找到了将个人悲痛转化为职业成长和对社会的积极贡献的途径,他积极报考心理咨询师的考试。这次对话不仅为他带来了心理上的慰藉,也为他的职业生涯带来了新的方向和目标。

这次对话不仅是一次情感的抒发,也是对叙事医学的一次实践,展示了通过叙事可以达到的深度共情和自我反思,进而激发医护人员的职业动力和生活的正向转变。

上海市宝山区罗店医院急诊科 张晶晶

与自己和解

刚刚接触叙事护理时,我看了很多叙事案例。我是每个案例的聆听者,每个案例都潜移默化地影响着我。

有幸在护理部主任的指引下接触叙事护理,主任鼓励我可以试着写写故事。某一天,我坐在科室电脑前,看着病员一览表上所有患者的姓名及诊断,脑海中不断浮现和我交谈过的患者及家属,所有的信息纷至沓来,混乱、迷茫充斥着我的大脑,我毫无思路,无从下笔。

随着时间一点点地流逝,我变得越来越焦虑,开始否定自己,觉得自己什么也做不好,开始变得烦躁。直到周末去看了电影《灌篮高手》,樱木花道作为一个新手球员,在面对全国比赛的时候永不言败,坚持信念,最终赢得了比赛。我为什么不可以呢?于是我开始尝试着和自己对话。我对自己说:"焦虑感每个人都会有,我应该做的是克服心里的焦虑感,没到最后一刻,不能放弃希望,一旦死心,比赛就等于结束了。"于是我暂且将焦虑放下,将我与患者及家属在一起相处的每个细节,慢慢地仔细回想,我曾经和他们说过的话,我给予过的鼓励、拥抱和温柔的回答,我见过的痛哭流涕和绝望。我发现自己内心变得平静了,叙述别人的生命故事好像可以进行了。

在与患者及其家属的相处过程中,我发现自己也在成长,从刚刚入职时的胆小、谨慎,不敢扎针,生怕弄疼别人,不敢和家属多说话,怕哪句话说得不对,引来麻烦和纠纷,到现在可以积极主动地想要给予陪伴,想要给予他们信心与希望,我好像和自己和解了,但是叙事以后的路怎么走,我缺乏的是什么,我又该怎么提升自己,这也是我应该仔细想想的地方。

在与自己对话的过程中,我意识到两个问题:一是我喜欢按部就班地做事情,不喜欢计划被打扰,不然就会变得很暴躁;二是我很容易受到外界的干扰，从而不能高效地解决问题，我的重心并没有在自己身上。我想改变自己，于是我给自己定下一个小小的要求：每天下班后，坐在办公室里整理今天所完成的事及在计划内未完成的事，以及哪些是让我印象深刻的事，在手机备忘录里一一记录。具体可以是一件事，也可以是一句话，也可以是为患者解决了一个困扰等。

现在的我没有了焦虑，没有了迷茫，我明白生命的意义在于做好生活中的每一件小事。这一件小事只是我漫漫人生路上的一个小站点，不能代表我的一生，明天我可能又会遇到其他困扰和麻烦，要允许麻烦来找自己，允许它的发生。

患者因为生理疾病入院治疗，我们不仅是提供专业的护理操作技术，更要注重心理的关怀。陪伴是相互的，在陪伴他们的过程中，我们在治愈他们，他们同样也治愈了我们。陪伴的过程中会有迷茫，会有面对病痛的无奈。我有时也会在无人的角落默默流泪，因为被他们深深感动过。

第一次叙述故事，我没有写病患，而是写我自己。新的时代，新的挑战，我们每个人都承受着成倍的压力以及对未来的迷茫，面对着每天都会有人逝去的病房，内心无比压抑。但是现在回首，我和自己和解了，我真的挺过来了，春天也来了。

生命即是故事，故事即是生命。说故事，就是一种"转身"，一种反身自照。说故事，也是一种自我探索，是疗愈的历程。

上海市宝山区罗店医院肿瘤科　吴瑶瑶

故事的回响

在医院的繁忙工作中，护理团队承担着极其重要的角色，不仅要管理患者的身体状况，也要关注团队内部的动态。在心胸外科的护理团队中，这种压力尤为明显。护士长小张敏锐地感觉到，尽管团队在技术上表现出色，人际关系的张力却逐渐显露，影响了团队的士气和效能。为了解决这一问题，她决定引入叙事医学的方法，旨在通过分享和反思个人故事来增强团队的凝聚力和相互理解。

小张决定组织一系列的团队建设活动，首先是"故事的力量"主题研讨会，让每位团队成员分享自己在医疗行业中面对的挑战、失败和成功的故事。她认为，这不仅能增进同理心，还能帮助团队成员在压力中找到共鸣和支持。

在第一次会议上，小张开场说："我们每个人的职业生涯都充满了故事，这些故事构成了我们的经验和视角。今天，我希望我们可以分享这些经历，不仅为了自我反思，也为了理解和支持彼此。"

第一位分享的是资深护士刘静，她讲述了自己在处理一起急救事件时的经历。她说："那是一个夜班，一位重症心脏病患者突发心搏骤停，情况非常危急。我们团队迅速响应，立刻进行了心肺复苏。那一刻，我感受到了巨大的压力和责任，但与我的同事们并肩作战，让我有了克服困难的勇气。"

听完刘静的分享后，一位新来的年轻护士李娜也鼓起勇气分享了她的故事："我刚加入这个团队不久，初来乍到，对很多程序不熟悉。有一次，我在执行一个操作时犯了一个小错误，当时我非常害怕和自责。但我的导师没有批评我，而是耐心地教导我，并鼓励我从错误中学习。"

通过这些故事的分享，团队成员不仅看到了彼此的弱点，更重要的是感受到了共同的责任和支持。这些故事激发了团队成员的同理心和团结精神，使每个人都意识到，尽管他们可能在工作中遇到困难和压力，但他们并不孤单。

为了持续这种正向的动力，小张还创设了一个名为"故事回响"的内部通讯栏，鼓励团队成员定期投稿，分享他们的日常经历和感悟。这个栏目很快成为团队中的一大亮点，每个人都积极参与，用文字记录和表达自己的职业生活和情感状态。

几个月后，团队的氛围有了显著的改善。成员们不仅在专业技能上相互学习，更在情感上给予了彼此极大的支持。小张的这一尝试不仅强化了团队的凝聚力，还提高了工作效率和患者护理的质量。

这个故事展示了叙事医学在团队建设中的应用不仅能帮助解决冲突，还能促进成员之间的理解和支持，从而打造一个更加和谐、高效的工作环境。在医疗行业这样高强度和高压力的环境下，通过故事分享，团队成员可以找到共鸣和激励，共同面对挑战。

上海市宝山区罗店医院外科　张　丽

叙述与自省

我叫晓玲，是一名普通的护士，在医院泌尿外科工作已经超过十年。在我看来，每个护士的胸前佩戴着的不仅是一枚胸牌，更是一份沉甸甸的责任。我们的日常，是与时间赛跑，与病魔斗争。早上的第一缕阳光尚未触及大地，我已匆匆穿过城市的清晨，开始一天的工作。而夜晚，当城市的霓虹初上，我才能拖着疲惫的身体回到家中。这种生活，日复一日，年复一年，我开始感到疲惫和迷茫。

那一天，我参加了一个关于自我叙述的研讨会，听到了许多同事分享他们的故事和职业心路历程，这让我意识到，我不是一个人在战斗。我决定开始自我叙述，记录自己的职业生活，寻找年轻时的激情和初心。

我开始写下自己的故事。从我第一次踏入医院的那一刻开始，到我第一次独立处理紧急情况，每一个细节都历历在目。我还写下了在新技术面前的困惑，写下了与患者家属沟通时的无力感，也写下了在孤独夜班中对职业意义的思考。

我在记录一个患者康复出院时的情景，写道："今天，走廊里响起了掌声。那是我们送别一位患者的仪式，他从生死边缘回来，他的康复，是我们所有人努力的成果。看着他向我们挥手，感谢每一位护理人员，我突然明白了自己为何坚持在这条路上。这不只是一份工作，这是一种使命，是对生命的敬畏和守护。"

我也开始重新审视自己的职业认同，审视自我叙述的一段段文字，惊讶地发现，尽管这份工作有时令人筋疲力尽，但我也感受到了作为护士的自豪和职业价值，充满了挑战和成就感。

有一天，我的主管在查房时偶然看到了我写的东西，她对我说："晓玲，你的文字很打动人。你考虑过把这些整理成一个小册子分享给科室的其他人吗？因为你不仅是在记录自己的生活，也是在通过你的故事影响和鼓励其他人。这可能会对他们也有所帮助。"

主管的话深深触动了我，决定把这个想法付诸实践。我开始整理我的笔记，逐步编纂成册，不仅分享了自己的心路历程，也加入了同事们共鸣的故事。

发布后，这个小册子在我们科室引起了不小的反响。许多同事来找我，他们说读了我的故事后，感受到一种力量。这让我意识到，我们每个人的故事都充满了力量。通过分享，我们不仅能找回自己失落的激情，还能帮助他人找到前行的勇气。

我决定成为了同事们的倾听者和故事的记录者，用文字记录下我们共同的挑战和成长。我相信，用心聆听并记录每一次经历，无论分享的是喜悦还是痛苦，都将成为我们职业道路上宝贵的财富。

上海市宝山区罗店医院外科　朱晓玲

追寻关怀之光

在胸外科病房中,护士长李清接到一个患者家属的投诉,家属的不满源于他们认为病房中的护理服务未能达到预期的标准,尤其是涉及一位夜班护士频繁使用手机的问题。护士长意识到,这不仅是一次解决个别问题的机会,更是提升整体护理质量和加强团队专业素养的关键时刻。

初识问题:家属的投诉

事情的起因是家属的投诉,他们不满的焦点是夜班护士在工作时间内使用手机,可能导致照顾患者疏忽。护士长理解家属的担忧,他们将亲人托付给医院,期待获得最好的关怀。

整改初探:失效模式的分析

护士长采取了失效模式及影响分析(FMEA)的方法,深入分析此次失误背后的系统问题、培训缺失或个人责任感的缺失等可能因素。她与涉事的夜班护士进行了深入交谈,试图了解行为背后的真实原因。

护理之心:引入新的护理模型

为了重新塑造团队的护理理念,护士长决定引入新的护理模型,强调通过关怀、尊重和互信来提升护理质量。她组织了一次全体护理人员的会议,分享了自己职业生涯中的困境和成长,鼓励团队成员反思和分享自己的经历。

故事交织:叙事实践的运用

在会议中,护士长鼓励护士们分享自己在护理工作中遇到的挑战和如何克服这些困难的故事。这种叙事实践帮助团队成员们相互理解和支持，增强了团队凝聚力。

行动计划：提升护理品质

基于会议的讨论和反馈，护士长制定了一系列行动计划，包括加强对护理责任的培训、建立团队监督机制，以及丰富夜班工作内容，以减少职业倦怠。

持续反思：叙事实践的深化

护士长还设立了定期的团队反思会，鼓励每位成员分享自己的成长故事和面对的困惑，讨论如何将个人价值转化为更高水平的护理实践。

收获成长：团队的共同进步

几周后，明显的改变开始显现。夜班护士频繁使用手机的问题基本解决，变得更加专注和敬业。这种行为的改变提升了病房的整体护理质量，家属的满意度显著提高，而护理团队的职业道德和工作满意度也得到了增强。

结语

通过这一系列的叙事实践和深入反思，不仅解决了一个具体的问题，更促进了整个护理团队的专业成长和内部凝聚。这个故事展示了叙事医学在日常护理实践中的巨大潜力，通过故事和反思促进了更深层次的个人和团队发展。

上海市宝山区罗店医院手术室　孙　阳

内镜下的真相

在一个寻常的工作日,作为一名胃肠镜专科护士的我决定亲身体验一次胃肠镜检查。这个决定,不仅仅是出于对自身健康的负责,更是希望通过亲身经历,能深刻地理解患者的感受,并将体会分享出来让更多的人不再恐惧做胃肠镜。

早晨醒来:一天的开始

我早早地醒来,开始我人生中第一次胃肠镜检查的前期准备。尽管我已经向无数患者解释过这一流程,所有过程烂熟于心,但今天,我将作为一个真正的患者来体验这一过程。

准备阶段的心理挑战

开始服用肠道清洁剂的那一刻,我才真正体会到了"难以下咽"的含义。每一口药水都是对我的意志的挑战。之前轻描淡写地告诉患者"一口闷下"的我,此刻才感受到那股从喉咙到胃的每一分抗拒。

医院里的反思与等待

到了医院,穿上手术服,躺在冰冷的手术台上,我不禁开始反思自己之前的态度:是否真的站在患者的角度考虑问题了呢? 我对着天花板,心里充满了未知的恐惧。

术中的紧张与顾虑

麻醉师给我详细解释了麻醉过程后,我缓缓地进入半睡眠状态。"麻醉药会不会太多，我会不会醒不过来？""如果麻醉药太少，我会感受到痛苦吗？"这些问题一直萦绕在我心头。

术后的释然与启发

术后醒来，我感到前所未有的安心。整个过程并没有我想象中的不适，一切都比我预期的要顺利，感觉我就睡了一觉，是那种深睡眠后全身的放松。这让我开始思考，作为护理人员，在解释程序时可能未能完全传达这种安心的信息给患者。

同理心的增长

这次体验让我深刻认识到，作为护理人员，我们需要不断地提醒自己站在患者的角度思考问题。通过自身的体验，我学到了比任何教科书上更生动、深入人心的一课。

返回工作岗位

回到工作岗位上，我开始改变我的沟通方式，更加细致和耐心。我开始使用我自己的经历来安抚和鼓励患者，告诉他们我理解他们的感受，因为我亲身经历过。

分享与成长

在接下来的日子里，我多次在会议上分享了我的体验。我的故事激发了同事们对患者更多的同理心和理解，我们一起探讨如何在护理中更好地安抚患者，减轻他们的焦虑。

结语

这次的胃肠镜检查不仅仅是一次身体的检查，更是一次心灵的洗礼和专业能力的提升。这次经历加深了我对患者的理解和同情，我将这种新的理解融入到了我的护理实践中，成为了一名更有同理心的护士。

上海市宝山区罗店医院消化科　姚　芳

第三部分 伦理与人文关怀

　　该部分深入探讨了医疗实践中遇到的伦理挑战和人文关怀的重要性。通过一系列具体的故事,揭示了如何在科学探索与人文关怀之间找到平衡点,尤其是在面对伦理困境时如何做出人性化的决策。从伦理审查的必要性、临床试验中的关怀之道,到跨文化的理解与尊重,每个故事都体现了医疗护理领域中的伦理考量和对患者的人文关怀。这些故事不仅强调了医疗决策中对患者权利的尊重,也探讨了如何在医疗服务中维护患者尊严、实现公平与效率的权衡,以及如何在技术进步与个人隐私之间找到平衡。该部分通过对这些复杂问题的深入分析和讨论,强调了在提供医疗服务的过程中,维护伦理原则和展现人文关怀的重要性。

伦理审查

在医学研究的广阔领域中,每一项临床试验都承载着科学探索的重任和伦理道德的重量。本故事围绕一次新药物的临床试验展开,讲述了参与者李先生与试验团队之间的伦理冲突与解决方案,深刻体现了伦理审查在保障研究道德标准中不可或缺的作用。

故事背景

李先生,一位 50 岁的普通职员,近期因健康问题备受困扰。当他得知自己有机会参与一项针对其所患疾病的药物临床试验时,希望与担忧交织在一起。由于担心自己的某些既往病史可能会影响参试资格,李先生在填写资格筛选问卷时,有意隐瞒了这部分信息。

伦理原则与责任

临床试验的伦理基础要求对参与者进行全面而透明的信息告知,并确保他们在充分了解试验的潜在风险和利益后自愿参与。同时,研究团队必须通过严格筛选,确保每位参与者符合试验要求,保障试验的科学性和参与者的安全。

发现与冲突

试验初期,李先生表现出的一些异常反应引起了研究团队的注意。进一步的医学检查和询问揭示了李先生隐瞒的病史。这一行为违反了参试协议,威胁到了自身安全及试验结果的准确性。

对话与理解

在处理这一情况时,研究团队选择与李先生进行坦诚的对话。在会议室里,研究团队的主任缓缓开口:"李先生,我们理解您希望通过试验获得治疗的心情,但临床试验有其严格的规范和要求,我们需要真实的健康信息来确保您和其他参与者的安全。"

李先生低头沉默了一会儿,然后抬头,眼中带着歉意:"我很抱歉,我只是……太害怕了。我怕被排除在试验之外,失去这次可能的治愈机会。"

决定与后果

经过内部讨论,考虑到伦理标准和试验的完整性,研究团队做出了艰难的决定:将李先生从试验中剔除,并加强今后对参与者的病史审核。同时,为防止类似事件再次发生,研究团队决定改进入选问卷的设计,加大对伦理告知的重视。

教训与反思

这一事件不仅为李先生带来了深刻的个人反省,也促使研究团队重新审视和强化了试验中的伦理审查流程。通过这次经历,李先生和研究团队共同体会到了诚实与信任在医患关系及科学研究中的重要性。

这一叙事医学故事,深刻揭示了在医学研究中进行伦理审查的重要性,不仅是为了保护参与者的权益,更是为了保证科学研究的道德和质量。通过李先生的故事,我们认识到,每一项临床试验都应严格遵守伦理原则,以确保科学的进步不会以牺牲道德为代价。

扬州大学附属医院护理部　焦剑慧

尊重生命的最后阶段

在温馨的临终关怀中心,张平的房间被淡淡的日光照亮,洋溢着静谧与平和的气息。张平,这位一生热爱艺术的老画家,如今正处于生命的最后阶段。癌症让他无法再拿起画笔,但他的眼中仍闪烁着对美和生活的渴望。

医生轻轻走进房间,他的每一步都透着谨慎和尊重。他不仅是一位经验丰富的临终关怀医生,更是一位深知伦理重要性的治疗者。

他坐在张平的床边,温柔地问道:"张先生,今天感觉如何?有什么是我可以帮您的吗?"

张平答道:"医生,我很感激你们为我做的一切。但我……我想在我走之前,完成最后一幅画。这可能吗?我知道自己的身体状况已大不如前……"

医生:"这是您的权利。我们会尽力支持您实现这个愿望。让我们看看怎样能为您提供必要的舒适度和支持。"

医生了解到,张平的这一请求不仅仅是情感上的需求,也是他作为一个艺术家对生命最后表达的追求。为了协调医疗干预与提供张平所需的安宁照护,医生召集了治疗团队进行讨论,确保张平在疼痛控制和心理舒适度之间找到平衡。

同时,张平的家人也在这个过程中扮演着重要的角色。他们对张平的情况感到担忧,但也尊重他的最后愿望。医生与他们进行了深入的对话。

医生:"我知道这对大家都很不易。张先生希望能在生命的最后阶段完成他的画作,我们将尽最大努力支持他。我们也会确保他不会感到太多的疼痛。"

张平的女儿:"谢谢你,医生。我们理解并支持父亲的决定。"

在医生的细心安排下,张平得以在画室里再次挥洒他的画笔。虽然他的手已不稳,但每一笔都透露出对生活的热爱与不舍。医生和护理团队在一旁静静地守护着,他们的存在给予了张平巨大的心理安慰。

最终,张平完成了他的最后一幅画,上面描绘着落日余晖下的宁静湖面。画作完成的那一刻,张平深深地叹了口气,眼中闪过一抹满足和平静。

张平:"医生,我准备好了。现在我感觉可以毫无遗憾地离开了。"

张平在不久后平静地离开了这个世界,留给了世人他的最后一幅作品和对生命的深刻感悟。通过这个故事,医护团队再次确认,临终关怀的真正意义不仅仅在于技术和治疗,更在于尊重患者的生命意愿,给予他们人格尊严,为他们的生命画上一个圆满的句号。

上海市宝山区罗店医院外科　张　丽

临床试验中的关怀之道

在科学探索与人文关怀的交叉口,医学研究所面临的伦理挑战尤为复杂。本故事围绕一项旨在探讨心理护理对乳腺癌患者康复影响的临床研究展开,透过一位护理科研人员的经历,揭示了伦理审查在确保研究道德性中的关键作用。

故事背景

研究者杨博士,一位充满热情的护理专家,专注于心理健康对身体恢复的影响。在设计最新研究时,她设立了两组:一组接受常规护理,另一组在常规护理基础上增加心理护理。她的初衷是通过科学方法证明心理护理对乳腺癌患者的正面影响。

初步设计与伦理疑虑

杨博士满怀信心地将研究计划提交至伦理委员会,期待顺利批准。然而,她没想到的是,委员会对她的研究设计提出了重大伦理疑虑。

公平性问题:将患者随机分配到接受或不接受心理护理的组别,可能导致对照组患者处于不利地位。

患者自主权:研究未能充分保障患者了解自己所在组别的护理内容及其潜在益处或风险。

伦理重审与对话

面对伦理委员会的反馈,杨博士开始反思自己的研究设计。她与患者进行了一系列深入的对话,通过叙事医学的方法,让患者分享自己对疾病的感受及对不同护理方法的期待。

杨博士与一位患者的对话：

患者："我理解研究的重要性，但我更希望无论结果如何，我的治疗都是最有利于我的康复的。"

杨博士："我理解您的担忧，您的反馈对我们重新设计研究方案至关重要。我们将确保每位参与者都能从中受益。"

改进的研究设计

基于患者的反馈和伦理委员会的建议，杨博士修改了她的研究方案：

平等的护理机会：所有参与者都将接受一定程度的心理护理，而研究将侧重于不同心理护理深度的效果比较。

加强知情同意：所有患者都将接受详细的知情同意流程，确保她们完全理解参与研究的利弊。

结语

杨博士的研究最终获得了伦理委员会的批准。研究结果不仅加深了医学界对心理护理价值的理解，也提升了患者的生活质量。通过这一过程，杨博士深刻体会到，科研中的伦理考量同样重要，尤其是在涉及脆弱群体如患者时。她的经历强调了叙事医学在弥合研究者与参与者之间的理解鸿沟中的重要作用，也展示了科研伦理在保障患者权益中的不可替代性。

通过杨博士的故事，让我们见证了在科学追求与伦理责任之间寻求平衡的重要性，提醒所有医疗专业人员，在进行任何形式的临床研究时，都必须严格遵守伦理规范，确保每一项医学探索都是在为患者着想的基础上进行的。

扬州大学附属医院护理部　焦剑慧

遗传信息的伦理困境

在遗传信息和医学选择的交叉点上,杨女士的故事展示了一个公众人物如何勇敢面对遗传病的威胁,同时处理伦理困境中的隐私与公开问题。

故事背景

杨女士,是一位因其卓越演技而闻名的影视演员。然而,除了她在银幕上的表现备受瞩目,杨女士的家族历史也同样引人关注,特别是一个令人忧心的家族史——乳腺癌。她的母亲和姐姐都因为这种疾病而早逝,这一直是杨女士心中无法摆脱的阴影。

决定切除乳房

当遗传测试确认杨女士携带有高风险的乳腺癌易感基因突变时,她面临了人生中最艰难的选择之一——是否进行预防性乳房切除手术。这不仅是一个医疗决策,更是一个可能影响她职业生涯和公众形象的决定。

杨女士与医生的对话

杨女士:"我知道这个手术可能对我的健康有极大的益处,但我也担心它会影响公众对我的看法,影响我的演艺事业。"

医生:"杨女士,这是一个非常个人的决定,但你的健康和未来是最重要的。我们可以探讨所有可能的选择,并找到最适合你的方案。"

隐私与预测的伦理困境

如果决定手术,杨女士也必须考虑是否公开她的遗传信息。一方面,她希望通过分享自己的经历来激励和帮助其他可能面临同样困境的人;另一方面,公开这样的个人健康信息可能会让她面临公众的误解和偏见。

杨女士与公关顾问的对话

杨女士:"如果我选择公开,我担心这会成为媒体的焦点,大家看到的不再是我的工作和才华。"

公关顾问:"杨女士,你有机会改变人们的观念,让大家看到选择的勇气和这背后的重要意义。这不只是关于你一个人的战斗,而是有机会影响和启发数百万人的选择和生活。"

影响与启发

最终,杨女士决定进行手术并公开她的决定。她通过个人社交媒体平台和电视访谈,详细讲述了她的选择过程,强调了对遗传信息的理解和医疗选择的重要性。

杨女士的坦诚不仅增强了公众对遗传病的认知,还激发了大家对医学研究和遗传隐私权的广泛讨论,促进了对遗传病预测性信息管理的更深入理解。

结语

这是一个关于面对恐惧、做出选择和接受挑战的故事。它展示了一个人如何在公众舞台上处理深刻的个人健康问题,并借此机会提高社会对重要健康议题的关注和理解。这是一次从个人挑战到公共影响的转变,证明了每个人的选择都有能力启发和改变社会。

上海市宝山区罗店医院中医科　袁志强

老年护理中的尊重与共识构建

在老年护理中,伦理难题的解决需要尊重与共识构建,特别是在同时面对经济负担和治疗选择时。本故事以 85 岁的高先生为主人公,探讨了在长期患病和伤口护理过程中遇到的伦理困境。

故事背景

高先生,一个因脑梗死导致偏瘫而长期卧床的老人,面临着压疮的持续治疗问题。他的生活质量很差,并且家庭经济条件不佳,使得他的护理选择受到极大限制。

面对伦理困境

高先生的情况呈现出医疗伦理中的多重挑战:尊重患者的选择与意愿、确保治疗的公平性,以及在资源有限的情况下如何做出最有利的决策。

高先生与护士的初次会谈

护士:"高先生,我们注意到您最近对治疗似乎有些犹豫,您能告诉我一下您的担忧吗?"

高先生:"我已经很老了,家里也拿不出多少钱来治这个病。我不想再给家人增加负担了。"

这段对话揭示了高先生拒绝进一步治疗的原因,也反映了他的自主选择受到经济状况限制的现实。

尊重与共识的构建

面对高先生的决定,护理团队采取了一系列措施来尊重他的意愿,同时寻找其他可行的治疗方案。

护理团队讨论会

资深护士:"我们需要在尊重高先生的选择和提供必要治疗之间找到平衡。让我们探讨一些创新的护理方法,在减少成本的同时提高患者的生活质量。"

社会工作者:"我可以尝试联系一些慈善机构,看看是否有资助的可能。"

整合医疗资源

护理团队开始整合各方资源,包括社区支持、慈善资金和新的护理技术,以提供一个既经济又有效的治疗方案。

高先生与护士的再次会谈

护士:"高先生,我们考虑到您的家庭情况和经济状况,为您找到了一些可能的支持方式和治疗选择。这些方案可能会帮助您改善生活质量但又不会增加家庭负担。"

高先生:"真的吗?那太好了,我真的很希望能减轻这些痛苦。"

患者教育与信息共享

在解决方案的实施过程中,护理团队加强了对高先生及其家庭的教育,确保他们充分理解治疗方案和预期结果。

护理教育会

护士长:"我们将使用一些新的护理材料和方法来处理压疮,这些方法已经在其他患者身上取得了良好效果。我们也会定期评估治疗效果,并调整护理计划。"

结语

高先生的故事提示了在老年护理中遵循伦理原则的重要性。通过尊重患者的自主权、整合医疗资源，并与患者及其家庭共建治疗共识，护理团队成功地为高先生提供了符合他的需求和状况的护理方案。这不仅改善了他的生活质量，也展示了伦理护理实践的力量和价值。

上海市宝山区罗店医院护理部　吴　燕

流产的伦理与影响

流产,无论是自然还是人工,都是一个复杂且具有深远影响的事件。它不仅涉及医学问题,还涉及深刻的伦理、心理和社会问题。本文通过 32 岁的高级白领小撒的故事,讨论流产对女性身体和心理的影响,以及相关的伦理问题。

小撒,32 岁,已婚女性,是一家跨国公司的高级白领。她和丈夫结婚 5 年,两人感情很好,但由于事业的繁忙,迟迟没有考虑生育。一次意外的怀孕打破了他们的生活秩序。

当小撒得知自己怀孕时,她内心充满了复杂的情感。尽管有些不安,但更多的是对新生命到来的期待和喜悦。她和丈夫开始计划未来,为这个意外的惊喜做准备。然而,事情并没有按照他们的预期发展。

怀孕的第 8 周,小撒在一次例行检查中被告知胎儿没有心跳。这个消息如同晴天霹雳,让小撒和丈夫措手不及。医生建议进行人工流产手术终止妊娠,但人工流产手术对小撒的身心带来了巨大的冲击。

首先,人工流产手术对身体的影响。术后,小撒经历了剧烈的身体疼痛和不适。手术后的出血、腹痛让她倍感虚弱,她不得不请假在家静养,身体的恢复比她预想的更为漫长。这段时间,小撒的身体变得非常敏感,稍有不适就会引发强烈的焦虑。人工流产手术还可能会对女性的健康产生长期的影响。虽然大多数女性在手术后能够完全康复,但也有部分女性会产生并发症,如感染、子宫内膜损伤等。这些问题可能会影响她们未来的生育能力。小撒在手术后的几个月里,定期进行检查,以确保没有并发症的发生。这段时间,她一直处于高度紧张状态,担心自己的健康和未来的生育能力。

其次,人工流产手术对心理的影响。最重要的是情感的冲击。流产对小撒的心理影响远远超过了身体上的痛苦。失去未出生的孩子让她深感悲痛和失落。她不断地问自己，是不是自己做些什么就可以避免这场悲剧。自责、内疚的情绪缠绕着她，尤其是在面对那些即将为人母的朋友时，这种情绪更为强烈。流产后的小撒开始出现失眠、焦虑和抑郁的症状。每当夜深人静，她常常会回想起这段痛苦的经历，无法入睡。她变得情绪化，对生活失去了兴趣。丈夫虽然尽力安慰她，但小撒感到自己被孤立在一片无助的海洋中，无法自拔。

在流产之后，小撒感觉身边的人对她缺乏理解和支持。很多人认为流产是常见的事情，不值得如此悲伤。这种态度让她感到更加孤独和无助。她尝试向朋友倾诉，但发现大多数人都回避这个话题，或给出一些无关痛痒的安慰。缺乏社会支持让小撒的情绪更加低落，甚至一度怀疑自己是否应该继续职场生涯。

我们就伦理问题进行探讨。首先是生育选择的自主权。流产引发了关于女性生育选择的伦理讨论。女性是否有权自主决定是否继续妊娠？在这个问题上，不同文化和法律背景下有不同的看法。对于小撒来说，尽管她的流产是非自愿的，但她依然感受到外界对她选择生育时间的质疑。她感到自己被迫在职业发展和家庭生育之间做出选择，而这种选择往往伴随着社会的压力和道德审判。其次是医疗决策的知情同意。人工流产手术前，小撒需要在医生的指导下做出决策。知情同意是医疗伦理中的核心原则，医生有责任向患者详细解释手术的风险和可能的后果。然而，小撒在面对医生时，感觉自己被快速推进了手术决策过程，没有足够的时间和空间去处理情感上的冲击。她希望能够在手术前得到更多的心理支持和信息。最后是生育权利与社会期望，社会对女性的生育期望往往具有强烈的道德色彩。小撒认为，身边的许多人对她未能顺利怀孕和生育表现出隐含的批评和不解。这种社会期望给她带来了沉重的心理负担，让她在处理流产的过程中感受到重重压力。

作为一名医务工作者首先要帮助小撒重建生活，走出阴影。流产后的小撒也决定重新审视自己的生活。她开始寻求专业的心理帮助，进行心理咨询和治疗。在心理医生的帮助下，她逐渐学会接纳自己的情感，理解流产带来的伤痛，并学会在这段经历中找到成长的力量。小撒意识到，她需要在职场和家庭之间找到新的平衡。她开始调整自己的工作节奏，给予自己更多的时间去恢复和调整。她和丈夫也开始重新规划未来，考虑如何在职业发展和家庭生育之间找到一个平衡点。小撒加入了一些流产支持小组，与有类似经历的女性交流。这些小组为她提供了情感支持和理解，让她不再感到孤立。通过与其他女性的交流，小撒找到了许多共鸣，也学到了更多应对流产后心理挑战的方法。

流产对于女性来说，不仅是一次身体创伤，更是一场深刻的心理挑战。小撒的故事展示了流产带来的多重影响，从身体的疼痛到心理的阴影，再到社会伦理的复杂讨论。面对流产，女性需要的不仅是医疗上的支持，更需要情感和心理上的关怀。通过专业的心理咨询、社会支持和自我调整，女性可以逐渐走出流产的阴影，重新找到生活的希望和力量。流产不仅是一个个人问题，它也呼吁社会给予女性更多的理解和支持，尊重她们的生育选择和生育权利。

上海市宝山区罗店医院骨科　周　琴

儿童医疗的特殊伦理

在棘手的医疗伦理领域中，处理儿童医疗问题尤为复杂和敏感，尤其是当这些问题涉及家庭冲突和虐待时。李某和她的新生女儿的案例，展示了医护人员在面对涉及家庭虐待的儿童护理时的伦理挑战。

故事开端

李某，一位 25 岁的新妈妈，刚经历了人生中的重要时刻——分娩。产后本应是她生命中最幸福的时刻，却因家庭的偏见和虐待而蒙上阴影。李某的丈夫和婆婆对于新生的女婴表示失望，并对婴儿实施了肢体和情感上的虐待。

发现问题

一名社区护士在进行常规的产后家访时，注意到了他们家庭内部的问题。护士注意到李某异常沉默和害怕，而且发现婴儿身上有轻微的瘀伤。

护士："李小姐，我注意到宝宝身上有些瘀伤。这是怎么回事呢？"

李某："哦，那只是不小心碰的，没事的。"

伦理困境

护士意识到可能存在虐待的情况，因而面临着一个伦理困境：她需要决定是否介入保护婴儿，同时也要考虑尊重家庭隐私的原则。

护士思考着："我有责任保护这个无辜的婴儿，但我也需要尊重这个家庭的隐私。我该如何是好？"

行动措施

护士决定首先加强与李某的沟通,为她提供支持,并引导她了解婴儿的权利和家庭暴力的严重性。

护士:"李小姐,每个孩子都有权利在安全的环境中成长。如果您需要帮助,或者有任何困难,我们都在这里支持您。"

整合资源

护士通过医院和社区资源,向李某介绍了可以提供帮助的社会服务机构,包括家庭暴力热线和儿童保护组织。

护士:"我们有专业的机构可以提供帮助,包括法律支持和心理咨询。他们是专门帮助像您这样的家庭的。"

报告与后续

在确保李某和她的女儿安全的情况下,护士匿名向儿童保护组织报告了这一情况。这一行动是在充分考虑和尊重李某意愿的基础上进行的。

护士:"李小姐,为了您和您女儿的安全,我需要报告这种情况。这是我们保护每一个孩子的承诺。"

结语

李某的案例突显了儿童医疗中的特殊伦理挑战。通过护士的及时介入和专业行动,不仅保护了婴儿的安全,也尊重了患者的自主权。这个故事强调了医务工作者在处理复杂家庭情况时必须展现出的同理心、专业判断和伦理承诺,确保每个儿童都能在一个安全的环境中成长。

上海市宝山区罗店医院儿科　陈秋弟

疼痛管理中的伦理问题

在医学实践中,疼痛管理带来的伦理挑战比较复杂。特别是对于慢性疼痛患者,医生不仅需要考虑治疗的效果,还必须面对药物依赖的潜在风险。这个故事探讨了如何在有效缓解患者疼痛与防止药物依赖之间找到平衡点。

故事开端

安娜,一位 40 岁的女性,长期受到慢性腰痛的折磨,这严重影响了她的日常生活和工作。尝试了各种治疗方法后,包括物理治疗和针灸,医生建议使用一种强效的阿片类药物。

伦理困境

医生在开处方时深感矛盾。他希望能有效缓解安娜的疼痛,恢复她的生活质量,但同时也担心长期使用阿片类药物可能导致的依赖问题。

医生:"安娜,我知道你已经尝试了很多方法,但考虑到你的病情,我们可能需要考虑使用阿片类药物。这种药物效果显著,但也有可能导致依赖。"

安娜:"我真的很需要缓解疼痛,但我担心药物的副作用。"

沟通与决策

医生决定与安娜进行深入的沟通,确保她能够参与决策过程,并充分理解所有的利弊。

医生:"我们会密切监控你的用药情况,定期评估疼痛状况和药物的效果。我们的目标是最小化副作用,特别是减少依赖风险。"

安娜:"我理解这其中的风险,我愿意尝试,但也希望有其他支持。"

监督与评估

为了降低依赖风险，医生制定了一个详细的监控计划，包括定期的回访和药物使用评估。

医生："每过几周我们就会进行一次评估，看看药物是否有效，并检查是否有依赖的迹象。"

持续的挑战

尽管安娜的疼痛得到了缓解，但她对长期用药产生依赖的担忧仍旧存在。她与医生保持着定期的沟通，讨论她的担忧和治疗进展。

安娜："我感觉好多了，但我担心如果停药会怎么样。"

医生："这是我们需要一起面对的挑战。我们可以探索其他非药物的治疗方法，如心理支持和生活方式的调整，来帮助你管理疼痛。"

结论

安娜的案例展现了疼痛管理中的伦理问题，医生和患者需要共同努力，通过开放的沟通、共同的决策和持续的监督，以确保治疗既有效又安全。这个过程不仅突显了患者自主权的重要性，也反映了在医疗决策中平衡利益与风险的伦理原则。通过这样的方式，可以最大限度地减少药物依赖的风险，同时有效管理慢性疼痛。

上海市宝山区罗店医院护理部　江小艳

公平与效率的权衡

那一天,城市发生了一次严重车祸,数十名受伤的市民被紧急送往我所在的医院,每一个生命都急需救治。

故事开端

我还记得第一位被送进急诊室的伤员——一位中年男子,面色苍白,衣服上沾满了血迹。随着更多伤员的到来,整个急诊室变得忙乱而紧张。

护士长急促地说道:"我们需要立即对伤员进行分类,重症优先!请快速评估并分配到相应区域。"

我被分配到了分流区,负责快速评估伤员的病情严重程度,这是一个重大的责任,我必须在极短的时间内做出判断。

伦理困境与决策

随着时间的推移,医疗资源开始变得紧张,尤其是血液和紧急手术资源。我感到前所未有的压力,必须在救治生命和合理使用资源之间找到平衡。

我焦急地说:"护士长,我们的 O 型血库存已经告急,但还有多名重伤员需要输血急救!"

护士长冷静地答道:"通知手术室,非危及生命的手术暂时推迟,所有可用资源优先保障重症伤员。"

团队合作与资源优化

在这场危机中,每一个团队成员的协作都至关重要。我们互相支持,确保每一位伤员都能在有限的资源下获得最佳的救治。

医生："我们必须做到精确分配，每一剂药物、每一滴血液都不能浪费。"

我："明白，我会与所有团队成员保持密切沟通，确保信息的及时更新和资源的最优配置。"

教训与反思

那一夜的经历让我收获了很多宝贵的经验，特别是如何在压力之下保持冷静，如何在伦理与实践之间寻求平衡。

我："这次事件让我深刻地认识到，作为医护人员，我们不仅要面对患者，更要面对伦理的考验。"

护士长："是的，我们每天都在做决策，但记住，每一次决策背后，都是对生命的深切尊重。"

结语

通过这次事件，我学到了如何在极端情况下管理医疗资源，学会了如何在紧张的环境中做出快速而精确的判断。更重要的是，我体会到了作为一名医护人员在伦理和职业责任之间必须做出的抉择。这段经历将永远影响我的职业生涯，提醒我在所有医疗实践中都必须维护最高的伦理标准。

上海市宝山区罗店医院急诊　严天怡

信息共享与自主决策

在医学伦理的领域内,特别是在涉及患者教育和自主决策的问题上,常常面临重大的挑战。尤其是在临终护理中,这些问题变得尤为突出。老陈的故事便是在这样的背景下展开,他是一位 80 岁的晚期胃癌患者,他对自己病情不知情。

背景介绍

老陈的生活由其女儿慧慧和互联网护理团队共同支持。随着病情的进展,老陈的生活质量显著下降,他对未来充满了不安和恐惧。在这种情况下,是否全面告知老陈其真实病情,成了慧慧和护理团队需要解决的伦理问题。

信息共享与自主决策

在一个例行家访日,慧慧和负责老陈的主治医生进行了一次深入的沟通。

慧慧:"我知道爸爸的状况每况愈下,但我担心如果他知道真相,会彻底失去生活的希望。"

医生:"我理解您的顾虑。但是根据医学伦理,我们有责任确保患者了解自己的病情,以便他们在获得足够多的信息的情况下能够做出医疗决策。"

通过这段对话,医生强调了信息透明共享的重要性,同时也考虑到了如何尊重患者及其家庭的选择。

尊重老陈的自主权

在与老陈的交流中,医生和护士采取了温和而直接的方式,向他解释了病情的严重性和可能的发展趋势。

医生:"陈先生,我们有一些新的治疗信息需要和您讨论,这关系到您接下来的治疗选择。"

老陈:"我想知道所有的事实。虽然这很困难,但我需要知道,以便为自己做出最好的决定。"

这段对话体现了尊重患者自主决策权的伦理原则,强调了即使是在生命的晚期,患者也有权了解自己的健康状况并参与决策过程。

整合医疗资源与家庭沟通

在处理老陈的治疗方案时,医护团队密切与家庭沟通,确保治疗决策既符合医学指导又尊重患者及家属的意愿。

慧慧:"虽然我们都希望爸爸能够接受最好的治疗,但我们也害怕他承受太多的痛苦。"

医生:"我们会综合考虑所有的治疗方案,找到最适合陈先生的方法。我们的目标是尽可能提高他的生活质量,同时减轻痛苦。"

结语

老陈的案例展示了医学伦理中患者教育、信息共享与自主决策的复杂性。通过有效的沟通、尊重患者自主权,可以在尊重患者的同时提供适宜的治疗。这种综合的处理方法不仅体现了对患者的尊重,也强调了患者教育在医疗服务中的重要性。通过这样的案例,医护人员可以学习如何在复杂的临床环境中做出伦理上恰当的决策,从而更好地服务于患者和他们的家庭。

上海市宝山区罗店医院中医科　陈　瑜

跨文化的理解与尊重

在上海的一家医院里，一个特别的文化交融和医疗伦理的故事正在上演。这个故事的主角是一位来自非洲的勇敢产妇阿米娜，和她的助产士王护士，她们有一段共同跨越文化差异的经历，揭示了医疗服务中文化敏感性和尊重的重要性。

故事的开始

阿米娜因为工作原因，远离家乡，特意选择了这家以高标准围产期护理闻名的医院，希望为即将出生的孩子提供最安全的接生环境。由于对当地的医疗习惯和语言都感到陌生，她对即将到来的分娩充满着忧虑和恐惧。

文化差异的桥梁：王护士的角色

王护士是一位经验丰富的助产士，深知在医疗实践中跨文化理解的重要性。在阿米娜的第一次咨询中，王护士展示了她如何用叙事护理来建立信任和理解。

王护士："阿米娜，我了解你来自很远的地方，这里的一切可能都与你的家乡不同。但请相信，我们会尽可能给你最好的照顾，不论你的习俗和信仰是什么。"

阿米娜："谢谢你，王护士。我确实很担心，不知道这里的医生和护士是否理解我们的文化和习惯。"

王护士："我们会尽可能了解和尊重你的文化，同时也会分享我们的知识和经验。我们可以一起探讨最适合你的护理方式。"

通过这种沟通，王护士安抚了阿米娜，同时也为她介绍了医院如何尊重和融合不同的文化。

分娩的挑战与胜利

分娩是一个充满挑战的过程,尤其是对于阿米娜这样的初产妇。在分娩的关键时刻,王护士的专业技能和文化敏感性发挥了关键作用。

阿米娜正处于阵痛中,呻吟道:"我好害怕,王护士,我觉得自己做不到。"

王护士温柔地回应:"阿米娜,你很坚强。每一次呼吸,每一次努力,都在带你接近宝宝。我在这里,我们都在。"

通过王护士的鼓励和支持,阿米娜最终顺利分娩,迎来了她的宝宝。这不仅是一个新生命的诞生,也是跨文化护理的胜利。

故事的影响

分娩后,阿米娜对医院团队充满了感激之情。她的经历也激励了医院进一步加强对文化多样性的尊重和包容。

阿米娜:"王护士,谢谢你和你的团队。没有你们的理解和支持,我无法想象这次经历会是怎样。"

王护士:"阿米娜,这是我们的荣幸。你的勇气和信任给了我们宝贵的经验。我们学到了如何更好地服务来自不同国家、有着不同文化背景的妈妈们。"

结语

阿米娜的故事不仅展示了一个个体如何在外国医疗体系中找到安全感和尊重,也反映了医疗服务提供者如何通过叙事护理来跨越文化差异,提高护理质量。这一过程不仅是关于技术的应用,更是关于理解、尊重和爱的实践。

上海市宝山区罗店医院外科　张　丽

技术进步与个人隐私的平衡

在未来城的生命数据科技公司，王瑞，一位年轻的数据科学家，发现自己处在数字健康与个人隐私权衡的伦理交汇点上。随着他对这一新兴领域的深入了解，他开始注意到技术进步背后隐藏的伦理挑战。

故事开端

王瑞在办公室里正对新开发的健康监测设备所采集的数据进行日常分析。这款设备利用最新的人工智能技术实时跟踪和分析用户的健康数据，以预测用户潜在的健康风险。

王瑞边工作边思考："我们这项技术真的很前沿，能救很多人的命，但我们真的考虑过所有的隐私问题吗？"

隐私的困惑

随着时间推移，王瑞逐渐意识到公司收集的个人健康信息非常详尽且敏感。从心率、血压到睡眠质量，甚至用户的情绪状态，所有数据都被记录和分析。

王瑞对项目经理说："我开始担心我们这样收集和分析用户数据的做法。我们确保用户了解他们的数据如何被使用了吗？"

项目经理回应道："我们确实采取了行业标准的隐私保护措施。你觉得还需要做什么改进吗？"

王瑞的疑虑引发了一场团队讨论，大家开始重视起数据保护的重要性。

伦理的挑战

一篇关于"生命数据"科技公司可能滥用用户健康数据的新闻报道使王瑞

的担忧变成了现实。这篇报道揭示了该公司在数据处理上的潜在漏洞，尤其是关于未经用户明确同意就进行数据分析和共享的问题。

王瑞反思："我们需要确保技术的进步不以牺牲用户的隐私为代价。我们必须找到一种方法，平衡创新和用户权利的保护。"

寻求改变

意识到需要改变的王瑞决定采取行动。他开始设计一套新的数据隐私措施，包括增强数据加密、限制对敏感数据的访问，以及让用户更多地了解自己的数据如何被使用。

在团队会议上，王瑞提议："我们可以引入更强的数据加密技术和实施严格的数据访问控制，确保只有授权人员才能访问敏感信息。同时，我们应该开发一个新的用户界面，让用户能直接设置他们的数据偏好。"

社会的反响

随着这些改革的实施，社会对"生命数据"科技公司的看法开始转变。公众逐渐意识到该公司正努力在推动技术创新的同时，加强对用户隐私的保护。

结语

王瑞的努力促使自己所在的公司走在了尊重用户隐私的前沿。这个故事不仅展示了一个数据科学家如何引导一家科技公司的工作开展向更加符合伦理的方向发展，也反映了在数字健康时代，技术创新与个人隐私之间必须寻找到合理的平衡点。

上海市宝山区罗店医院外科　张　丽

志愿服务中的权利与义务

在一个小镇上，一群志愿者在"心连心"项目中，为老年人提供陪伴和关怀，展现了志愿服务的美好。李莎，项目的发起人之一，热情而充满活力，她认为志愿服务不仅是帮助他人，也是实现个人价值的一种方式。然而，权利与义务的平衡，尤其在保护志愿者免受过度利用和确保老年人得到连贯、优质服务之间，成为了她必须面对的伦理挑战。

故事开端

李莎在社区中心与其他志愿者一起策划本周的活动安排。

李莎："我们需要确保每位老人都能感受到我们的关心，同时也要注意不要让我们的志愿者感到过于疲惫。我们必须找到一个平衡点。"

权利与义务的平衡

随着项目的深入，李莎遇到了挑战。一位老人的家属向她反映，他的父亲非常依赖这个服务，但最近因为某些志愿者的个人原因取消了几次访问。

家属："我们理解志愿者也有自己的生活，但我父亲每周都期待着与他们的见面。取消访问真的让他很失落。"

李莎深感困扰，她需要在尊重志愿者的个人生活和满足服务对象需求之间找到平衡。

伦理的困惑

李莎决定召开一个团队会议，讨论如何改善这种情况。

李莎："我们需要一个更灵活的计划，以适应志愿者的时间调整，同时确保我们的服务对象不会感到被忽视。让我们思考一些创新的解决方案。"

行动与改变

团队决定引入一个系统，允许志愿者提前通知他们不方便的时间，并寻求其他志愿者的临时替补。

志愿者提议："我们可以设立一个志愿者轮换系统，如果有人需要休息，其他人可以顺畅接替他们的位置。"

教育与倡导

李莎还启动了一系列社区讲座，旨在提高社区居民对志愿服务伦理的认识。

李莎在讲座中谈到："我们在这里不仅是为了帮助大家，也是为了学习如何以尊重和负责任的方式服务。每个人的时间和贡献都很宝贵，我们必须学会珍惜和尊重。"

故事高潮

这些改变逐渐带来了积极的影响。志愿者压力减小了，而老人和他们的家属也对服务的连续性表示满意。

故事结尾

在项目年度聚会上，李莎和她的团队庆祝了他们所取得的成就和所克服的挑战。

李莎："通过每一个人的努力和承诺，我们不仅为老人们带来了光和希望，而且还学会了如何更好地理解和执行我们的权利与义务。这是一个持续的学习过程，感谢大家的贡献和支持！"

这个故事展示了在志愿服务中寻找权利与义务之间平衡的重要性，并通过教育和创新来强化这一平衡，确保服务既能满足接受者的需求，也能保护提供者的权益。

上海市宝山区罗店医院外科　张　丽

生命伦理的哲学探讨

在一个炎热的夏季午后，李女士的世界突然陷入一片阴霾。她的儿子小杰，在一次游泳事故中不幸溺水，尽管被紧急送往医院并进行了抢救，但最终还是因脑部受到严重损伤而被宣布脑死亡。这让李女士悲痛不已。同时，她还面临一个极为艰难的选择：是否同意进行器官捐献，让小杰在其他孩子身上"继续生活"。

李女士在医院的小会议室里，与小杰的主治医生和护士小李进行了深入的交谈。

医生："李女士，我们非常理解您现在的心情。这是一个非常艰难的决定。器官捐献可以帮助其他孩子获得新的生命，但这完全取决于您的选择。"

李女士声音哽咽道："我知道小杰如果能做决定，他会愿意帮助别人的。但作为一个母亲，让我放手，感觉难以承受。"

小李护士："我们完全理解您的感受，李女士。无论您做何选择，我们都会尽我们最大的努力支持您和小杰。"

经过一夜的思考和挣扎，李女士最终决定同意进行器官捐献。她相信这是延续小杰生命的方式，也是他乐于助人性格的必然。

李女士决定后与医生交谈："我决定了。请帮助小杰完成他生命中最后的善举。虽然他离开了，但他的爱可以继续在其他孩子身上发光。"

在小杰的器官捐献成功后，李女士收到了医院寄来的信件，告知她小杰的眼角膜、肾脏和肝脏成功挽救了五个孩子的生命。每当她想到有五个家庭因为小杰的捐献而重获希望，她的心中有些苦涩又有几许欣慰。

一年后，李女士回到了医院，带来了小杰生前喜欢的玩具和书籍，捐赠给医院的儿童部门。

李女士与小李护士分享："小杰喜欢这些玩具和书。我希望它们能给其他孩子带来快乐，就像给小杰带来的一样。"

小李护士："李女士，您的善良和内心强大给了我们所有人极大的启发。小杰的故事和您的慷慨将永远激励着我们。"

捐赠结束后，李女士来到医院的庭院中，仰望着天空，心中虽然依旧感受到失去儿子的痛苦，但也因为见证了小杰生命的延续而感到慰藉。

这个故事不仅是关于生命伦理和临终抉择的深刻思考，更是关于如何在失去中找到意义，如何在痛苦中发现希望。通过这种方式，小杰的生命虽然已经结束，但他的精神和爱将永存人间。

上海市宝山区罗店医院外科　　张　丽

基因编辑的道德边界

在未来的某一天,科技已经发展到了前所未有的高度,特别是基因编辑技术,改变了医学、农业,甚至是人类自身的进化。然而,这项技术的发展同样带来了严峻的道德和伦理挑战,特别是在一个名为"新边界"的研究所中,科学家们正在进行一项具有争议的实验:塑造能在极端环境下生存的人类。

故事开端

安瑞,一个充满激情的数据科学家,新近加入了"新边界"研究所,该所致力于利用 CRISPR－Cas9 技术解决人类面临的生存挑战。安瑞对于科技创造的可能性充满期待,但他很快就发现,科技进步与个人伦理之间存在着复杂的张力。

伦理困境

一天,研究所的主任邀请安瑞参加一个关于项目进展的讨论会。会议上,科学家们展示了通过基因编辑,成功改造人类基因以适应高辐射环境的初步成果。

主任:"安瑞,你认为这项技术的前景如何?"

安瑞:"技术本身无疑是革命性的。但我们真的准备好了吗? 改造基因可能带来的长远后果,我们能完全预测吗?"

其他科学家:"我们正在创造历史,安瑞。每一项伟大的科技进步都必须冒一定的风险。"

安瑞的疑虑与日俱增,他开始深入研究基因编辑的道德边界。在图书馆,他偶然间遇到了正在研究生物伦理的朋友马莉。

马莉:"安瑞,你看起来很困扰啊。"

安瑞:"是的,我对我们所做的工作感到不安。我们有权力这样重新设计人类吗?"

马莉:"这是所有新技术都会面临的问题。关键是如何找到科技进步和伦理责任之间的平衡。"

社会反响

随着项目的继续,社会上对基因编辑技术的讨论也愈发激烈。一方面,许多遗传病患者和家庭看到了治疗的希望;另一方面,环保组织和伦理学家对可能的生态影响和道德后果表示担忧。

伦理委员会的设立

面对公众的担忧,研究所决定设立一个伦理委员会,安瑞被邀请加入。委员会成员包括科学家、伦理学家、法律专家及公众代表。

在一次激烈的讨论后,委员会同意在继续研究前必须制定更为严格的伦理指导原则。

伦理委员会主席宣布:"我们必须确保科技的每一步应用都考虑到了长远的社会影响和生态影响。我们需要透明,需要确保公众参与决策过程。"

随着新的伦理准则的实施,安瑞感到了一定的安慰。他认识到,只有当科技的使用符合广泛的社会价值和伦理标准时,科技的力量才能被充分发挥。通过这个故事,我们看到在追求科技创新的道路上,持续的伦理审视和社会对话是不可或缺的。

上海市宝山区罗店医院外科　张　丽

中医适宜技术的伦理探索

一个宁静的小镇,在一家小而温馨的社区诊所内,张阿姨正在接受治疗。张阿姨是一位 63 岁的退休教师,长期患有混合痔,在最近的一次手术后,她遇到了严重的便秘问题。在传统治疗方法未能带来改善的情况下,护士小林提议使用一种中医适宜技术——穴位敷贴来帮助缓解。

小林护士:"张阿姨,您目前的症状可能通过我们的中医适宜技术得到缓解,这种方法安全且副作用较小,我们可以试试看。"

张阿姨:"小林,我当然愿意尝试新的方法。只是,我对这种治疗方法不太了解,它真的有效吗?"

小林护士详细地向张阿姨解释了穴位敷贴的原理,如何通过调节体内气血,来改善身体功能和促进健康。

小林护士:"穴位敷贴是通过在特定的穴位上贴敷药物,通过皮肤吸收来达到治疗效果。它特别适合调理肠道功能,改善便秘问题。"

张阿姨同意开始治疗,然而几天过去了,她的便秘并未见明显改善。她变得焦躁不安,再次和小林护士进行了对话。

张阿姨:"小林,我真的很不舒服,这个敷贴似乎不起作用。我听说开塞露效果很快,我们可以用那个吗?"

小林护士:"张阿姨,我理解您的不适和急切感。开塞露确实可以快速缓解症状,但它不是长久之计,可能会对肠道有刺激。让我们再给中医方法一些时间,同时我会帮您调整一下饮食和日常活动,看看能否改善您的状况。"

张阿姨的不安情绪引起了小林的关注,她意识到需要在尊重张阿姨的意愿和提供专业建议之间找到平衡。小林决定与更有经验的中医顾问进行讨论来改善治疗方案。

在与中医顾问讨论后，小林向张阿姨提出了一个综合治疗方案，包括适量使用开塞露和继续使用改良的穴位敷贴，以及调整饮食和增加适当的运动。

小林护士："张阿姨，我们可以尝试一个结合方案。在使用穴位敷贴的同时，我们可以在非常需要时使用开塞露。同时，我会帮助您调整饮食和生活习惯，这样可以从根本上改善便秘。"

张阿姨："谢谢你，小林。我知道你们都是为了我好。我愿意再试试你的方案。"

在接下来的几周里，张阿姨的症状有了明显改善。通过小林的细心照料和张阿姨的配合，她的便秘问题得到显著改善，生活质量得到了提升。

这个故事展现了医疗实践中如何在尊重患者的选择与提供专业治疗建议之间寻找平衡。通过有效的沟通、适时的教育和综合的治疗方案，护士小林不仅帮助张阿姨解决了健康问题，更重要的是，通过这一过程加强了患者的信任感和满意度。这一切都强调了在医疗服务中尊重患者自主权的重要性，以及在现代与传统医疗方法间找到适当平衡的必要性。

上海市宝山区罗店医院护理部　江小艳

预立遗嘱

在一家医院的重症监护病房内，气氛异常沉重。这里，94岁的张老先生正静静地躺在病床上，他那曾经奔赴沙场、参加革命的身体，如今只能依赖机器维持功能。

张老先生，一名革命战士，他的一生充满激情与奋斗，从青年的勇敢到晚年的沉着，每一个阶段都曾鲜艳闪耀。如今，当生命走到尽头，他面临的是一个全新的战场——与死亡的和解。

数月前，深知生命无常的张老先生已经预见了自己身体状况的不可逆转。在一个清晨，他决定签署一份预立遗嘱，明确表示在生命的最后阶段，他希望减少一切非必要的医疗干预，以保有尊严和平静的方式告别这个世界。

李医生，重症监护病房的负责人，是一个经验丰富且富有同情心的医生。他在张老先生被紧急送来后，迅速查阅了他的医疗记录和预立遗嘱。

李医生："护士，根据张先生的遗嘱，他不希望进行任何形式的生命延续治疗。请确保他的治疗与他的意愿保持一致。"

护士小王："了解，李医生。我会通知他的家人，并共同讨论张先生的治疗计划。"

当张老先生的家人赶到医院，小王护士耐心地向他们解释了张老先生的情况和他的意愿。

张老先生的女儿张女士："但是，我们能不能再试一试其他的方法？我还不想放弃。"

李医生："张女士，我理解您的感受。但我们必须尊重您父亲的决定。这是他的意愿，也是他对自己生命尊严的最后维护。"

经过一段时间的沟通与思考，张女士最终理解并接受了父亲的选择。医院的团队便开始为张老先生提供临终关怀,确保他在生命的最后阶段得到适当的舒缓与关怀。

在张老先生生命的最后几天里,李医生和护理团队尽可能地减少他的痛苦,确保他的舒适。他们在病房播放了张老先生生前喜欢的沪剧曲目,让那熟悉的旋律伴随他走完人生的最后一程。

张女士:"谢谢你们,没有你们,我们不知道该怎么办。"

李医生:"这是我们应该做的,张女士。每一位患者都应该得到他们应得的尊重,无论生命的哪个阶段。"

在一个安静的夜晚,张老先生平静地离世。

通过张老先生的故事,我们看到了在尊重与治疗之间找到共鸣的重要性。这是对生命最深切的敬意,也是对患者自主权的终极尊重。在现代医疗实践中,我们每一个从业者都应该牢记这份责任,尊重每一位患者的选择,尤其是在他们生命的最后阶段。

上海市宝山区罗店医院护理部　江小艳

医疗领域性别研究的公平性

医疗领域的性别研究是一个关键课题，它揭示并解决医疗实践中的性别不平等问题。通过了解性别如何影响健康、疾病发展、治疗方案的有效性及患者的医疗体验，性别研究的应用不仅能提升医疗服务的公平性，还能促进更加个性化和精准的医疗服务，提高治疗效果和患者满意度。

性别差异与疾病表现

疾病在不同性别的人群中可能有不同的表现。例如，心脏病在男性中可能表现为典型的胸痛，而在女性中可能表现为疲劳、呼吸短促或胃部不适。性别研究帮助医疗专业人员意识到这些差异，从而在诊断过程中考虑性别因素，避免误诊或漏诊。

性别偏见与医疗决策

长期以来，因为各种原因，医疗研究存在性别偏见，许多研究仅以男性为研究对象，其结果却被应用于所有性别。性别研究推动包括不同性别的人群在内的临床试验和研究，确保医疗知识和治疗方案广泛适用于不同性别的患者。

性别敏感的医疗政策

性别研究促进了性别敏感医疗政策的制定，旨在解决性别不平等问题，确保医疗资源的公平分配，并为特定性别群体的健康问题（如女性的生殖健康问题、男性的心血管疾病等）提供相应的支持和服务。

促进性别平等的医疗教育

将性别研究融入医疗教育,对教育未来的医疗专业人员理解性别对健康影响的重要性至关重要。这有助于打破传统医学中的性别刻板印象,提高医疗服务的质量和公平性。通过教育,可以培养医生对性别差异的敏感度,提高他们在临床实践中考虑和处理性别相关问题的能力。

结论

性别研究在医疗领域的应用是提升医疗公平性的关键途径。它强调性别差异对健康影响的重要性,并指导医疗实践中更细致和全面的考虑。通过持续的性别研究和相应政策的实施,可以确保医疗系统更公平地服务所有性别的人群,同时提升整体的医疗质量和效率。这种综合性的方法不仅改善患者的治疗体验,而且可促进整个医疗行业的进步和公正。

上海市宝山区罗店医院护理部　胡欣玥

精神疾病的社会与文化维度

在一个风景秀丽的小镇上，小曼的故事为我们展示了精神疾病在社会与文化维度上的复杂性和多样性，以及如何使用叙事医学影响社会对精神疾病患者的理解和对待方式。

故事开端

小曼自幼感到自己与众不同。随着成长，她常感到孤独与焦虑，有时甚至会出现幻听。她的家庭对她的状态一无所知，而小镇上对精神健康的忽视和刻板印象使她难以寻求帮助。小镇居民普遍认为精神疾病是一个人懦弱的表现，甚至是家族的耻辱。

文化桎梏

小曼的家庭深受传统文化影响，认为家庭问题应内部解决。这种观念使她的问题长时间被忽视。她的父母担心，大家一旦知晓小曼的问题，将给家族带来耻辱，影响其未来婚配和社会地位。

社会偏见

随着小曼的状况加剧，她的病情已无法继续隐藏。她的情况被小镇上的人知道后，她遭到了大家的偏见和歧视。人们用异样的眼光看待她，有的甚至排斥她。更有部分医疗人员也持有相似观点，认为精神疾病无法治愈或患者自身就是问题的根源。

寻找出路

经历长期痛苦后，小曼的生活开始出现转机。镇上新来了一位心理医生，她带来了不同于传统的治疗理念。她相信叙事医学，相信每位患者的故事都值得被听见。

治愈之旅

这位新来的医生通过倾听和共情，逐步赢得小曼的信任。她帮助小曼理解自己的症状是如何受社会和文化因素的影响，鼓励她探索自己的故事，开始积极寻求改变。

小镇变化

小曼的故事逐渐在小镇传开，改变了人们对精神健康问题的看法。医生还组织活动，促进居民间的对话和理解，帮助大家看到精神健康问题的复杂性，指出精神健康问题并非个人的失败或羞耻。

故事结尾

小曼的经历和小镇的变化展示了精神疾病在社会与文化维度，以及通过叙事医学和社区参与，促进对精神健康问题的深刻理解和广泛接受的可能性。小曼的故事是关于成长、理解和接纳的故事，强调了通过教育、对话和共情，社区可以变得更加包容和理解。

上海市宝山区罗店医院护理部　　胡欣玥

哲学对医生决策的影响

在医学领域中,哲学扮演着至关重要的角色,特别是在医生面临复杂决策时。通过深入探讨生命的本质、知识的极限、价值判断的基础及行为准则,哲学为医生提供了一个更广阔的视角,使他们能够全面考虑伦理、价值观和人文关怀等多维度因素。

生命伦理学的影响

生命伦理学是哲学与医学交汇的关键领域。它关注生命的起始与终结、尊严,以及医疗实践中的道德行为。医生在决策时,必须权衡治疗方案是否尊重患者的意愿和价值观,是否维护了患者的尊严,同时考虑在资源有限的情况下如何做出最公正的选择。

医疗正义的探讨

医疗正义要求医生确保每位患者公平地接受适当的治疗。这不只是资源分配的问题,更是对患者背景、社会地位和经济条件的全面考虑。哲学促使医生在做决策时不仅要满足患者基本的医疗需求,更要关注患者的整体福祉。

患者自主权的重视

尊重患者的自主权是现代医疗伦理的核心原则。在决策过程中,医生必须考虑患者的偏好、价值观和对生活质量的期望。哲学的反思和批判性思维,有助于医生理解患者自主权的重要性,并在实践中体现这一原则。

多元文化和全球伦理的考量

随着全球化的推进，医生越来越需要在多元文化的背景下做出决策。哲学提供的探讨和理解不同文化观念的框架，可帮助医生尊重患者的文化背景，同时做出符合伦理原则的决策。

结语

哲学对医生的决策具有深远的影响。它提供了超越技术层面的思考方式，帮助医生在医疗实践中做出更加符合人文、伦理的决策。通过哲学的训练，医生能够更好地理解并平衡患者的医疗需求、个人价值观和社会责任，进而在促进患者福祉的同时，为社会的公平和正义做出贡献。

上海市宝山区罗店医院心内科　项茜雯

环境健康的人文关怀

在一个平静美好的小镇上,近些年由于气候剧烈变化,已经影响了大家的健康。夏天变得更热,冬天则异常寒冷,极端天气事件频发。这个小镇的居民和医疗工作者正面临着前所未有的挑战。下面,将为您讲述一个关于环境健康、人文关怀和社区团结面对气候变化挑战的故事。

故事开端

小娟是小镇上的一位年轻医生,她在当地医院工作,专注于环境导致的健康问题。随着气候变化的影响日益加剧,她注意到越来越多的患者因为与气候变化相关的疾病(热射病、哮喘)而求医,以及由空气污染引起的呼吸系统疾病。

意识的觉醒

在一个炎热的夏日,小镇上发生了一起热射病群体事件,多名老年人因为高温和缺乏适当的降温措施而被紧急送往医院。小娟意识到问题的严重性。她开始思考,作为一名医生,她不仅要治疗疾病,还要参与到预防和应对气候变化的行动中去。

社区行动

小娟决定行动起来。她首先与同事们一起,在医院内部建立了一个专注于环境与健康的工作小组。随后,她开始在社区宣讲气候变化对健康的影响,教会居民如何预防相关疾病,特别是在极端天气条件下的自我保护方法。

教育与合作

小娟的行动逐渐得到了社区居民的认可和支持。她与当地学校合作,开展了一系列关于环境保护和健康生活方式的教育项目。她还邀请了环境科学家来到小镇,一起举办讲座和研讨会,让更多人了解气候变化的科学背景和紧迫性。

构建绿色医疗

小娟认为保护环境也要从医疗系统本身做起,推动医院减少碳排放和浪费。她倡议使用更多可持续的医疗用品,优化能源使用,以及建设一个医院花园,既为患者提供一个舒缓的环境,也增加了小镇的绿色空间。

面对挑战

小娟的行动虽然积极,但也面临挑战。有些居民对气候变化与个人的力量持怀疑态度,认为这些行动是多余的。同时,改变医院管理和操作方式也遇到了来自医院内部的消极与阻力。

故事高潮

当小镇遭遇了一场史无前例的洪水灾害时,小娟和她的团队发挥了重要作用。他们不仅在医疗救援中忙前忙后,还利用自己在社区建立的网络,协调资源,帮助受灾居民尽快恢复生活。

故事结尾

灾难过后,小镇上的人们对于气候变化和环境健康的认识有了显著提升。小娟的努力得到了广泛认可,所有居民也意识到面对气候变化带来的健康挑战,每个人都可以发挥作用。

这个故事讲述了一位医生如何引领社区应对气候变化,不仅仅是在医疗层面上,更是在提升公众意识、促进环境保护方面做出贡献。小娟的故事告诉我们,在全球气候频繁异常,气候行动刻不容缓,人类的每一次努力都是对未来负责,每一份行动都能为地球带来一线希望。

上海市宝山区罗店医院中医科　袁志强

第四部分 仁术暖途

　　在该部分中，我们见证了创新治疗方法与人文关怀的完美融合。无论是运用音乐疗法为患者的心灵带来宁静，还是通过角色扮演加深医患之间的理解与信任，这些都充分展现了仁术之心与创新治疗方法的和谐统一。

　　在该部分中，我们目睹了医护人员对患者无微不至的关怀与呵护。他们不仅用精湛的医术治疗患者的身体疾病，更用温暖的心灵抚慰患者的情感创伤。他们用仁术不仅提升了医疗护理的质量，更为患者的康复之路注入了无尽的温暖与希望。这不仅是对患者生命的尊重，更是对人性关怀的升华。

　　"仁术暖途"，既是一条仁心施术之路，也是一条传递爱与希望的暖心之途。

医患共舞

在医院的康复中心,一个被称为"医患共舞"的项目正在悄然改变患者的生活。舞蹈治疗师艾小米,一个轻盈穿梭在病房和舞厅之间的女士,正在用她的舞步和热情点亮患者的世界。艾小米深信,舞蹈不仅能够治愈身体的创伤,更能触及心灵的角落,唤醒久违的生命活力。

艾小米的一位患者王翰,中年男士,曾是建筑师,因一次严重的车祸导致下肢功能部分受限。自此后,王翰逐渐封闭了自己,他的世界变得灰暗,生活失去了往日的色彩。

艾小米:"王翰,我听说你以前喜欢跳舞?"

王翰的声音低沉无力:"是的,但那已经是很久以前的事了。"

艾小米温柔地说:"舞蹈有种魔力,它可以帮我们找回失去的东西。不如我们试试看?只是简单的手臂动作。"

王翰由最初的犹豫在艾小米的鼓励下慢慢变得坚定。随着舒缓的音乐响起,他在艾小米的引导下开始轻轻摆动手臂。每一个动作虽小,却像是在他暗淡的生活中点亮了一盏盏灯。

随着时间的推移,王翰的参与逐渐增多,他开始尝试更多的动作。每一次舞蹈课,他的眼神都会多一分光彩,生活变得更加多彩。

艾小米鼓励道:"看,你做得很好!每一个舞步都是你向前的一大步。"

王翰露出一丝笑容,说:"我从没想到我还能这样跳舞。"

然而,在尝试一个稍微复杂的舞步时,王翰不慎跌倒,这次跌倒不仅让他的身体感到疼痛,更是对他心灵的沉重打击。

王翰沮丧地说:"也许我不应该再跳了,我只是在给自己找麻烦。"

艾小米坐在他身边,语气坚定,说:"每个舞者都会跌倒,王翰。重要的是我们选择如何站起来。你的勇气可以是你的支撑。"

艾小米分享了自己学舞初期的失败和挫折，以及她是如何一次次站起来的。这些故事慢慢影响了王翰，渐渐地，他的心墙开始崩解。

在艾小米的不懈支持和自己的努力下，王翰不仅重新站了起来，而且开始以更大的热情参与每一次的舞蹈治疗。他的进步不仅体现在舞步的熟练上，更体现在他对生活的崭新态度上。

这次舞蹈治疗项目在医院组织的一场舞蹈表演中达到高潮。王翰与艾小米一起，面对其他患者和医护人员，用舞蹈讲述了他的"重生"之旅。他的每一个动作都散发着勇气和希望。

表演后，艾小米对王翰说："你看，你的故事激励了每一个人。你的舞蹈，你的恢复，都是你自己创造的奇迹。"

王翰的治疗经历不仅改变了他自己，也启发了周围的人。通过舞蹈治疗，他不仅重建了身体的力量，更重要的是重建了对生活的热情和对未来的希望。

在"医患共舞"的项目中，艾小米和王翰的故事证明了艺术的力量，展示了医疗人员与患者共同促进患者恢复的齐心协力。医院不仅是治疗疾病的场所，更是希望和新生的源泉。

上海市宝山区罗店医院心内科　严舒艺

音乐的疗愈力

在一个被大海拥抱的小镇上，有一间小医院，它以温馨和富有人情味的治疗方法闻名。高莉莉，这里的一位心理医生，开创了一种新的治疗方式——音乐疗法，专门帮助那些饱受心理疾病折磨的患者。

高莉莉充满热情地介绍："音乐可以达到药物触不到的灵魂深处。"

这天，医院迎来了一位新患者，张滨，一位因长期焦虑和抑郁而求治的中年男士。他的生活因病痛而显得灰暗，每天都活在阴影中。

高莉莉温柔地说："张滨，我知道你经历了很多困难，我想邀请你参加我们的音乐疗法课程。让我们用音乐来缓解你的痛苦。"

初次见面，张滨显得有些犹豫和不安。

张滨不确定地说："我不确定这是否有用，我已经尝试了很多方法。"

高莉莉鼓励道："音乐有种独特的力量，它能触及我们心灵最柔软的部分。让我们一起试一试，看看音乐能带你走多远。"

在音乐治疗的第一节课上，高莉莉为张滨播放了一些轻柔的钢琴曲。音乐响起，张滨闭上了眼睛，开始放松，他的呼吸逐渐与音乐的节奏同步。

高莉莉轻声说道："让自己随着音乐，感受每一个音符触碰你的心灵。"

随着疗程的深入，高莉莉引导张滨尝试不同类型的音乐，从古典到现代，从舒缓的旋律到活泼的节奏。每一种音乐都打开了张滨心中的窗户，让光进来。

一次治疗后，张滨和高莉莉坐在一起，分享感受。

张滨有所感触地说道："我从没想到音乐有这么大的力量。这是我很久没有感受到的平静和放松。"

高莉莉满意地点点头，说："音乐就是这样，它能走到言语到不了的地方，治愈我们看不见的伤痛。"

随着时间的推移,张滨不仅在音乐治疗中找到了心理的慰藉,他还开始学习弹吉他,将这种治疗转化为自己的爱好。他的生活开始有了新的意义和目标。

高莉莉鼓励他说:"看看你现在,音乐不仅治愈了你,还让你找到了新的生活方式。"

张滨感激地说:"是的,高莉莉,这全归功于你的引导和音乐的力量。"

张滨的故事让整个小镇的人都感受到了音乐的力量。高莉莉的音乐疗法不仅改变了张滨的生活,也启发了更多患者探索这种独特的治疗方式。音乐疗法成为了小镇上的一种疗愈传奇,让更多的人相信,音乐不仅可以缓解疾病,也可以治愈灵魂。

这个故事讲述了在高莉莉和张滨的共同努力下,音乐不仅治愈了个人,也温暖了整个社区,证明了艺术与科学在医疗实践中的美妙和谐。

上海市宝山区罗店医院心内科　　严舒艺

角色扮演与情感理解

在一个宁静的海滨小镇，一个名为"心灵舞台"的戏剧治疗项目正在医院中悄然兴起。这是一个通过角色扮演，让患者和医护人员共同探索情感共鸣的疗愈之旅。

王琳充满热情地介绍："在这个舞台上，每一个角色都有其独特的声音，每一种情感都值得被表达和理解。"

王琳是这个项目的创始人，她是一位资深的心理治疗师，也是一名戏剧爱好者。她相信，戏剧不仅能够为患者提供一种表达自我情感的方式，还能帮助他们理解其他人的感受，从而达到心理治疗的效果。

在一个温暖的午后，王琳在医院的多功能室中准备了首次的戏剧治疗工作坊活动。墙上挂着手绘的宣传海报，角落里摆放着各种道具和服装。

赵洪有些犹豫："我从来没有参加过戏剧表演，不知道这能不能帮到我。"

赵洪是一位中年男士，因工作压力大而患上抑郁症，他对新的治疗方法感到既好奇又不安。

王琳鼓励道："每个人的戏剧感受都是独一无二的，赵洪，让我们一起找到属于你的舞台。"

第一次活动，王琳引导患者们进行角色扮演游戏，让他们轮流扮演自己和他人，通过即兴表演来表达各自的内心世界。

玛丽扮演赵洪，她轻声说："我感到非常疲惫，好像承担了整个世界的重负。"

玛丽并不是一位抑郁症患者，但她通过扮演赵洪，试图理解他的感受。

赵洪看着扮演自己的玛丽，眼眶微红："看到别人表达出我的感受，我感到既震惊又感动。"

在王琳的引导下，患者们开始更加自由地表达自己，戏剧成了他们情感的出口，也是他们理解彼此的桥梁。

随着治疗的深入，患者们的情感壁垒逐渐被打破，他们开始尝试更多的角色和情景，每个人都能在戏剧中找到自己的位置。

王琳满意地说道："看到你们能够在舞台上释放自己，我感到非常欣慰。戏剧是我们共同的语言，它帮助我们表达也帮助我们理解。"

这个项目的高潮发生在一场公开演出中，患者们表演了一出关于家庭和理解的戏剧，他们用自己的故事感动了观众。

赵洪表演后，兴奋地说："在舞台上，我找回了自己。我学会了如何表达我的恐惧，也学会了如何理解他人的痛苦。"

演出后，不仅患者们的自信心得到了提升，他们之间也建立了深厚的友谊。戏剧治疗让他们认识到，每个人都不是孤岛，每个人的故事都值得被听见。

随着"心灵舞台"项目的成功，王琳计划将这一项目推广到更多的医疗机构。她相信，戏剧治疗能为更多的患者带来希望和改变。

王琳的努力和患者们的故事，共同证明了戏剧在医疗中的独特作用，它不仅是情感的治愈剂，更是连接人与人之间心灵的桥梁。

上海市宝山区罗店医院医务科　朱　燕

案例研究与角色扮演

在医学院的一间普通教室里，海教授正忙碌地为即将开展的医学伦理课程做准备。教授深知传统的教学方法可能会让学生感到枯燥，因此她决定采用一种案例研究和角色扮演相结合的新型教学方法。她的目标是使学生们不仅能深刻理解医学伦理的重要性，还能将所学知识应用于实际情境。

案例研究的介绍

海教授向学生们介绍了本课的案例：一位年轻的癌症患者面临是否使用一种实验性治疗方法的艰难选择。这种治疗可能延长他的生命，但也可能带来未知的风险。

角色扮演的安排

海教授将学生分为几组，每组代表不同的角色，包括患者、家属、医生和伦理委员会成员等。学生们根据各自的角色进行研究和讨论，并在角色扮演中表达各自的观点。

情感的触动

在角色扮演过程中，学生们开始体验到作为医疗人员在面对伦理困境时的情感压力。扮演患者的学生感受到对生命的渴望与对未知的恐惧；扮演家属的学生体会到对亲人健康的牵挂与对医疗决策的无奈；扮演医生的学生则感受到职业责任与个人信仰间的冲突。

冲突与理解

每个角色都有其独特的视角和挑战。随着情节的展开，学生们发现了医学伦理中的各种冲突和困境，并开始认识到问题并非总是有明确的答案。通过角色扮演，他们学会了站在他人的立场思考问题。

反思与成长

案例研究和角色扮演不仅帮助学生们学会了分析和处理伦理问题，更重要的是，他们通过这一过程学会了反思自己的价值观和决策方式。每个学生都在这一过程中成长，开始思考未来作为医疗从业者将如何面对类似挑战。

故事高潮

课程的高潮在全班讨论会中到达顶点。在这次讨论中，每个小组展示了自己的案例研究结果和角色扮演体验。学生们分享了他们的观点和感受，讨论了各种可能的决策路径，并深入分析了不同选择的后果。

故事结尾

课程结束时，学生们普遍反映这种教学方法极大地丰富了他们的学习体验。他们不仅掌握了医学伦理的理论知识，还学会了如何将这些知识应用于现实生活。海教授看到学生们的进步和热情，确信她的教学方法已经取得了成功。

这个故事展示了教育不仅能传递知识，更能培养情感，加深人与人之间的理解。通过案例研究和角色扮演，学生们不仅学会了如何成为更优秀的医疗从业者，也学会了如何成为更有同情心的人。这是一个关于如何在未来的职业生涯中，用心感受、理解并关怀每一个生命的教育故事。

上海市宝山区罗店医院护理部　胡欣玥

倾听解心结

　　在都市的喧嚣中,赵医生的诊室仿佛一片宁静的绿洲,为那些心灵受创的人们提供了一个休憩之所。在这里,倾听成为一种温柔的力量,让每一位走入诊室的人都能感受到心灵的慰藉。其中,赵医生与晓晓之间的故事尤为动人,展示了倾听、理解和改变的力量。

　　晓晓是许多都市年轻人的缩影。她,一个曾经充满激情与梦想的年轻女性,在职场的残酷竞争和复杂人际关系的纷争中渐渐迷失了自我。压力像一座山一样压在她的肩上,每天都是重复的挣扎和努力,却似乎看不到希望。当她第一次踏入赵医生的诊室时,她的眼神中满是疲惫和茫然,仿佛一只受伤的小鸟,想要寻找一处温暖的栖息地,脆弱且满是防备。

　　初次会面中,赵医生并没有急于让晓晓展开心扉,相反,赵医生采取了一种温和而耐心的态度,通过一些轻松日常的对话,缓缓地与晓晓建立起了信任。诊室里,轻柔的音乐悠扬播放,空气中弥漫着淡淡的花香。晓晓喜爱的植物被摆放在窗台上,阳光透过窗户,照在那绿色的叶片上,显得生机勃勃。每一个细节,无不透露出赵医生的用心和细致。在这样一个温馨而安静的环境中,晓晓感受到了前所未有的安心。逐渐地,她的心门开始慢慢打开,倾诉她的烦恼和困惑,愿意向赵医生展示她真实的自我,开始了她心灵疗愈之旅的第一步。

　　随着与赵医生的交流深入,晓晓逐渐在这片宁静的绿洲中找回了自己。她开始勇敢地向赵医生展示自己的脆弱,分享了在快节奏的工作环境和复杂的家庭关系中遇到的种种挑战与困惑。赵医生的反应传递了同理心和理解,她如同一面明镜,折射出晓晓内心深处的恐惧与渴望,也透过对话启发晓晓,让她看见了自己内心真正需要做出改变的地方。这个过程对晓晓而言,是一次深刻的自我发现之旅。

在治疗过程中,赵医生引导晓晓通过写作来表达和探索自己的内心世界。晓晓开始记录下每一天的心情波动、生活中的小确幸,以及对未来的思考。这种文字的记录不仅成为了她情绪的出口,也让她在反复阅读自己的文字时,发现了内心深处未曾觉察的力量和光芒。写作成为了晓晓自我疗愈的重要工具,帮助她在面对困难时,能够从一个更客观的角度来理解和处理情绪。

在赵医生的指导下,正念冥想成为了晓晓新的尝试。晓晓学会了如何在繁忙和喧嚣中寻找一片宁静的空间,让自己的心灵得以呼吸。通过冥想,晓晓学会了在焦虑和恐慌袭来时,如何屏蔽外界的噪声,找回内心的平静和坚定。这种能力让她在面对生活中的压力时,能够更加从容不迫。

晓晓的生活态度经历了根本性的转变。从一开始的迷茫和被动,到逐渐学会主动寻找生活中的美好,她重新审视了自己,开始寻找那些真正能够带给她快乐和满足的事物。通过参加兴趣小组、结识志同道合的朋友,她的生活变得更加多姿多彩。这些积极的变化不仅仅是心理层面的改善,更是生活方式和态度的一次深刻转变,让晓晓重新找到了前进的方向和对生活的热情。

见证了晓晓由内而外的转变,赵医生深感欣慰。治疗过程中,她始终相信,每个人的内心深处都蕴藏着巨大的能量,等待着被发现和释放。她所做的,仅仅是引导晓晓找到那把打开心扉的钥匙,帮助她找到自我治愈的路径。在最后一次治疗会面中,晓晓带来了一束鲜花,表达对赵医生的感激之情。这束花不仅代表了晓晓对过去的告别,也象征着她对新生活的期待和拥抱。

晓晓的故事给了赵医生深刻的启示。在这个快节奏且充满压力的社会里,每个人都可能遇到挑战和困境,只要有勇气面对和拥抱改变,我们都有能力找到属于自己的幸福之路。它向我们展示了倾听不只是一种治疗,更是一股力量,能够帮助我们更好地理解自己,勇敢地面对生活中的困难,最终找到内心的平静和继续前行的力量。这是一个关于成长、改变和重生的故事,这个故事教会我们珍视每一次倾听的机会,因为正是这些时刻,帮助我们为患者打开了新生活的大门,解开了患者心灵的束缚。

上海市宝山区罗店医院专科门诊　姜丹红

户外活动对身心健康的益处

在一个风光旖旎的小镇，一家名为"绿野心灵"的治疗中心坐落于郁郁葱葱的森林之中。这里，患者不仅接受传统治疗，还能通过户外活动获得身心的全面康复。小艾，一位从城市来的律师，带着对被治愈的渴望来到这里，希望找回自己失去的心灵平静和身体健康。

小艾与医生的首次会面在一间明亮的咨询室里进行。这位医生，是一位深信自然疗愈力量的心理医生，也是这家治疗中心的创始人。他介绍了该中心的核心理念——通过与自然的互动促进身心健康。

医生向小艾展示治疗计划："小艾，我们这里的每一项活动都旨在帮助你重建与自然的联系，让你的身心得到真正的放松和恢复。"

小艾略显疑惑，说："我理解这样做的好处，但真的能通过户外活动改善我的焦虑和失眠吗？"

医生鼓励地说："让我们一起试试看。自然有一种奇妙的力量，能让我们放下心中的负担，重新发现生活的美好。"

在医生的鼓励下，小艾参加了第二天的森林徒步。初次踏入森林，被绿意盎然的景象包围，小艾感到了前所未有的放松。

小艾感受着周围，觉得这里的空气、声音让她感觉好多了。

随着徒步的深入，小艾在医生的陪同下，逐渐放下了工作的压力，她开始感受到自己与自然的连接，内心的不安逐渐消散。

治疗计划中的其他活动，如皮划艇和山地骑行，进一步增强了小艾的体力，也让她在挑战中找到了自我价值和乐趣。每一次活动后，她都会与医生和其他患者分享自己的感受和收获。

小艾向大家分享感受："我从未想过，自然和这些活动能给我带来这么大的改变。我开始期待每一天的到来。"

随着时间的推移,小艾发现不仅她的焦虑和失眠得到了显著的改善,她的心态也发生了变化。她学会了如何在忙碌和压力中找到自己的片刻宁静,如何从自然中汲取力量。

医生回顾治疗时对小艾道:"小艾,你的进步不仅是因为户外活动,更是因为你愿意打开心扉,接受治疗。你如何看待这次经历对你的影响呢?"

小艾感慨地说:"这完全改变了我对生活的看法。现在,我不仅想继续这种生活方式,还想把它介绍给更多像我一样需要帮助的人。"

治疗结束后,带着对生活新的热情和对自然的深深敬意,小艾回归了城市生活。她决定成为"绿野心灵"的倡导者,向更多人展示户外活动和自然疗愈对心理健康的积极影响。

通过小艾的故事,我们看到了自然与医疗结合的巨大潜力,以及如何在现代生活中找到与自然和谐共处的方式,提升身心健康。这不仅是一个自然疗愈的故事,也是对所有寻求身心健康的人的一种启示和鼓励。

上海市宝山区罗店医院医务科　朱　燕

传统医学与现代医学的对话

在名为"古今医道"的研讨会上，世界各地的传统医学与现代医学专家汇聚一堂，探讨如何在尊重传统智慧的同时，引入现代医学的创新。这场研讨会是一场医学的对话，也是文化的交融。

故事的开端

在医学院的一个讲堂上，王医生—— 一位经验丰富的中医师，与小马博士—— 一名热衷于医学技术创新的现代医生，进行了第一次会面。

传统智慧的传承

王医生首先向观众介绍了中医的理念，讲述了通过诊脉和观察舌象来判断病情的方法，以及使用中药、针灸和按摩等方法来调整人体的气血和阴阳平衡。他的演讲充满了对自然和人体密切关联的深刻尊重。

现代科技的力量

小马博士展示了现代医学的成就，包括最新的手术技术、精准的药物治疗和先进的诊断工具。他强调了现代医学如何通过科技提高治疗的精准度和效率。

价值的冲突

在讨论中，两位医生围绕传统医学的价值与现代医学的科学性展开了激烈的辩论。王医师强调了个体化治疗和整体观的重要性，而小马博士坚持证据基础和标准化治疗的必要性。

情感的碰撞

随着讨论的深入,两位医生开始分享各自职业生涯中的转折点。王医生讲述了他如何通过中医治疗挽救了一个被现代医学宣布救治无望的患者,而小马博士分享了现代医学如何在一场疫情中快速制定有效的干预措施。

理解与融合

听过彼此的故事后,两位医生开始寻求理解和共同点。王医生对现代诊断工具的精确度表示赞赏,而小马博士则对中医强调预防和生活方式调整的理念产生了兴趣。

故事的高潮

研讨会上的一个特别时刻是两位医生共同分析了一个病例,这个患者既接受了传统医学治疗,也接受了现代医学治疗。通过这个案例,他们展示了传统医学和现代医学可以相互补充,为患者提供更全面的照护。

新的医疗模式

经过深入的交流和合作,两位医生决定共同启动一个新的医疗项目,旨在结合传统医学和现代医学的优势,创立一个多学科的诊疗模式。

故事的结尾

"古今医道"的研讨会不仅是一场学术交流,也是一次深刻的文化体验。王医生和小马博士的合作成为了连接古老智慧与现代科技的桥梁,激发了更多医学专业人士探索与创新的热情。这个故事展示了传统与现代医学体系之间对话的可能性与必要性,以及如何通过结合两者的优势为患者提供更优质的医疗服务。

上海市宝山区罗店医院护理部　胡欣玥

技术与人文的融合

在未来世界,医疗技术和人文精神的完美融合正在改变着患者和医护人员的世界。林爱———一位充满激情的人文主义医生,和刘杰———一位前沿医疗科技的开发者,成为了这场变革的先锋。

林爱充满希望地说:"在我们的职业生涯中,技术和人文的结合可以创造出无限的可能。我想这不仅能够治疗身体,更能疗愈心灵。"

刘杰认真地回应:"确实,林爱,我一直在寻找能够将我的技术与你的人文关怀相结合的方式。我们可以一起探索这个新领域。"

他们的首次合作始于一次偶然的会面,在一次医疗科技论坛上,两人一拍即合。他们决定共同启动一个名为"新纪元疗法"的项目,旨在利用刘杰开发的最新智能医疗系统,同时融入林爱的人文关怀理念。

刘杰介绍道:"我们的系统不仅能监控患者的生理指标,还能分析他们的情绪反应,根据需要自动调整治疗计划。"

林爱点头称赞:"这真是一次伟大的创新。但我们必须确保这种技术的使用能够尊重患者的感受和选择。"

他们的第一次试点项目是在一家综合医院进行的。患者佩戴了一个可穿戴设备,该设备能够实时收集数据并通过一个中央系统进行分析,以优化治疗过程。

患者初次体验设备,有些担忧地说:"这项技术真的能理解我的感受吗?"

林爱轻柔地回应:"它会尽可能地理解你的感受并帮助我们更好地照顾你。但最重要的是,你会有一个团队,包括我,时刻在你身边。"

随着项目的深入,他们发现这种整合确实大大提升了治疗效果,尤其是在慢性病患者和长期康复患者的治疗上。患者不仅感受到了技术带来的便利,也极大地受益于医护人员提供的情感支持。

患者家属感激地说："自从加入了这个项目，我能明显感觉到父亲的情绪变好了，他开始有了更多与我们交流的欲望。"

然而，挑战也随之而来。部分医护人员对于过分依赖技术感到忧虑，担心它可能取代传统的医护关系。

资深护士担忧地说："我理解这技术的好处，但我们不能让它完全替代人与人之间的直接关怀。"

林爱点头道："我完全同意。我们的目标不是替代，而是通过技术加强我们的服务，让关怀更加个性化，更具同理心。"

经过一系列讨论和调整后，林爱和刘杰引入了更多的人文培训课程，以确保每位医护人员都能在使用新技术的同时，维持与患者的深层次情感连接。

刘杰满意地说："这种平衡正是我们项目的核心追求。技术是工具，而我们的工作是用心使用这些工具。"

随着"新纪元疗法"的成功，林爱和刘杰联手打造的医疗模式开始被其他医院和康复中心采纳，并逐步影响了全球的医疗实践。

林爱展望未来，说："通过我们的努力，我希望将来的医疗不仅是科学的，更是充满人性的艺术。"

林爱和刘杰通过他们的合作，展现了在未来医疗行业中，技术与人文的融合不仅是可能的，也是必要的。他们的故事成为一个典范，激励着全世界的医疗工作者在追求技术创新的同时，也不忘医疗的人文关怀本质。

上海市宝山区罗店医院医务科　　朱　　燕

心理学在医疗中的应用

在一家医院里，心理学的应用已成为医疗服务不可或缺的一部分。下面的故事讲述了心理学如何帮助医疗团队更深入地理解和应对患者的行为和情绪，以提供更全面的治疗方案。

故事开始于刘丽的到来，她是一位经验丰富的临床心理学家，带来了将心理学知识和技能融入传统医疗过程的新理念，旨在帮助患者在身体和心理上都实现更好的恢复。

她的第一个挑战是李扬，一位因车祸而受伤的年轻人。李扬不仅承受了身体伤害，还有焦虑和抑郁的迹象，这些负面情绪影响了他的康复进程。刘丽通过一对一咨询，帮助李扬表达了他的事故经历和感受。她发现，李扬的焦虑源于对未来的担忧，害怕失去像从前那样的活力和独立性。通过心理干预，李扬学会了识别和管理自己的情绪。刘丽采用认知行为疗法，帮他重塑对事故的看法，将消极思维转变为积极对策。这不仅改善了李扬的情绪状态，也积极影响了他的身体康复。

刘丽的工作不限于与患者一对一的咨询，她还积极与医院其他医疗人员合作，分享她对患者情绪和心理状态的观察和见解。她的专业建议使医疗团队更全面地理解患者需求，使治疗计划更贴合患者心理状态。

随着时间推移，刘丽在医院内部举办了关于心理健康的教育讲座和工作坊，提高了医护人员对心理健康重要性的认识，并倡导全人医疗模式，强调身心健康的同等重要性。

刘丽又主导开设了针对慢性病患者的心理支持小组。这一平台让患者分享经验，相互支持，学习实用的心理调适技巧，更好地应对疾病挑战。

最终，随着心理学在全院医疗过程的深入应用，各科治疗效果显著改善，特别是患者满意度大幅提高。刘丽和她的同事们证明了心理学在医疗中的巨大价值，不仅提升了患者的心理福祉，也提高了医疗服务的整体质量。

　　这个故事展示了心理学在医疗服务中的应用不仅能帮助患者更好地面对疾病，还能促进医疗团队之间的沟通与合作，共创一个更加关注患者身心健康的医疗环境，为未来的医疗服务树立了新的标杆。

上海市宝山区罗店医院护理部　吴　燕

第五部分 文学及影视故事中的叙事医学

　　该部分通过文学及影视作品中的故事，深入展现了叙事医学中的人文关怀、理解与共情。这些故事涵盖了同理心与牺牲、挑战与希望，以及对生命意义的探索，展示了医护人员与患者之间深厚的情感连接与相互成长。从共享故事的治愈力量，到面对绝症时的希望追寻，再到理解的力量，每个故事都细腻地刻画了人物之间理解与情感的重要性。通过这些文学及影视作品中的故事，揭示了医护工作不仅是科学的治疗，更是心灵的触碰和支持。该部分内容不仅体现了叙事医学的应用价值，也传递了面对生命挑战时的勇气和希望，彰显了生命的复杂与美丽。

患者故事中的医学诠释

在一个被故事和叙述所包围的世界里，电影《尚气与十环传奇》不仅提供了一段引人入胜的娱乐体验，它还深刻地揭示了个人成长、家族冲突和身份认同的复杂性。通过尚气的经历，我们可以洞察到患者故事中的医学诠释，特别是在处理心理健康和情感治愈方面。

故事背景

尚气，这个角色的生活似乎被预设好的命运所左右。他从小在父亲严格的训练下长大，长大后的尚气武艺精湛，但家族内部复杂的情感纠葛想让他逃离。随着他逃离过去，尝试在外国开始新生活的过程中，尚气不得不面对自己的身份和过去。

心理健康的挑战

尚气的故事揭示了心理健康挑战的多个层面，特别是在面对创伤和家庭关系的处理上。这些挑战不仅影响他的个人发展，还影响他与周围人的关系。尚气对父亲的恐惧和怨恨，以及对母亲死去的悲痛，都深刻影响了他的心理状态。

家族关系与情感治愈

尚气与父亲之间的关系是电影情节的核心。通过观察他们的互动，我们可以看到家庭如何影响个体的情感健康。尚气的成长过程不仅是对抗父亲的过程，更是内心世界的斗争，学习如何处理并接受复杂的家庭关系和历史。

内心的成长与医学诠释

电影中尚气的内心成长反映了心理治疗中的一个重要方面——通过理解和处理人生经历中的创伤来促进治愈。这一过程类似于心理治疗中的叙事治疗，患者通过叙述自己的故事来理解和重塑自我。

故事化的解读在医学中的应用

《尚气与十环传奇》展示了尚气如何通过面对和解决心理创伤来达到自我治愈。在现实世界中，医生和心理治疗师可以通过类似的方法帮助患者处理内心的冲突和痛苦情绪，尤其是那些源自家庭背景和个人经历的情绪问题。

结语

尚气的故事不仅是一次超级英雄的冒险，也是一个关于如何通过理解、处理个人和家庭问题来促进情感治愈的深刻教训。通过这种故事化的解读，医疗人员可以更好地理解患者的内心世界，提供更加个性化和富有同情心的治疗方法。这种方法不仅帮助患者解决问题，也为他们的生活带来了更深刻的意义和满足感。

上海市宝山区罗店医院中医科　王冬琴

跨学科合作中的创新实践

在探索叙事医学的创新实践和跨学科合作中的应用时,《肖申克的救赎》为我们提供了一个深刻的案例。这部电影不仅描绘了安迪·杜佛兰与其他囚犯之间的友情和成长,还展示了如何通过故事化的交流影响人的心理和情绪,特别是在典型的治疗环境之外。

故事背景

安迪·杜佛兰,一位原本在银行担任高级职位的人,因为被错判谋杀妻子及其情人而被送入了肖申克监狱。在这里,他遇到了另一个囚犯——瑞德,两人之间逐渐形成了深厚的友谊。

初始的挑战与心理斗争

刚进监狱时,安迪面临极大的心理压力和环境挑战,他的教育背景和先前的生活经历与他现在的境遇形成鲜明对比。但他很快展现出不凡的适应力和改变能力,开始在监狱中寻找生存和发展的可能性。

叙事医学与跨学科合作的实践

安迪利用他的银行和法律知识,为监狱管理层处理财务问题,获得了图书管理员的岗位,同时改善了监狱图书馆的环境,为囚犯们在学习和文化上提供支持。这些举措不仅提升了监狱的整体管理水平,还增强了囚犯们的心理健康和自我价值感,帮助他们在困境中找到意义和希望。

心理治疗的角色

在监狱这样一个极端环境下，安迪的故事和行为实际上起到了一种心理治疗的作用。通过与瑞德的深入对话，他不仅为自己找到了心理上的慰藉，也帮助瑞德和其他囚犯处理了他们的心理问题。这种基于叙事的治疗过程突出了理解、共情和支持在心理健康管理中的重要性。

创新的教训与启示

《肖申克的救赎》教会我们，即使在看似没有希望的环境中，跨学科的知识和技能也能创造出改变的机会。安迪的故事鼓励了监狱中的人们重新找到生活的意义和目标，展示了叙事医学在非典型环境下的创新应用。

结语

这部电影不仅讲述了一个关于希望、自由和救赎的动人故事，也展示了叙事医学如何在跨学科合作中找到其独特的应用价值。安迪通过在一个压抑的环境中积极运用他的知识和技能，不仅改变了自己的命运，也改善了周围人的生活质量和心理健康，证明了理解与共情的力量可以超越环境的局限，为人类心灵的治愈带来新的可能。

上海市宝山区罗店医院中医科　黄　昊

《外科风云》中的医者仁心

在国内广受好评的医疗剧《外科风云》中，有许多感人至深的故事情节，展示了医生对患者的关怀与责任感。主治医生庄恕是一位经验丰富且极富同情心的外科专家，他的善意与专业深深打动了观众。

故事背景

在《外科风云》中，庄恕是一名胸外科专家，他面对过无数复杂的医疗情况和病患。其中一个引人注目的病例是一位患有罕见胸部疾病的小女孩。在治疗这位小女孩的过程中，庄恕不仅展现了其高超的医疗技术，更与小患者之间建立了深厚的信任与理解。通过庄恕与小患者之间的互动，展现了医患关系中情感交流的重要性。

故事情节

小女孩刚入院时，因疾病的折磨和对陌生环境的恐惧，她显得非常害怕和抵触。她紧紧握着妈妈的手，眼中充满了不安和害怕。庄恕在了解这一情况后，决定亲自与她沟通，以建立信任关系。

当庄恕第一次走进病房时，他没有急于进行任何医疗检查，而是坐在小女孩的床边，微笑着与她聊天。他柔声说道："小朋友，我是庄医生，你可以叫我庄叔叔。我来是想了解一下你的情况，我们一起打败病魔，好吗？"他的声音温柔而有力，试图用亲切的态度缓解小女孩的恐惧。

在接下来的几天里，庄恕医生每天都会抽出时间来和小女孩交流。他用最简单的语言向她解释了她的病情、治疗方案及可能的风险。他还用了许多生动的例子，如"你的身体里有个小怪兽，我们需要一起把它赶走"这样的比喻让小女孩渐渐理解了她的病情。

在与小女孩的多次交流中，庄恕发现她非常喜欢画画。于是，他利用这一共同点，与小女孩进行了更深入的交流。他带来了一些画纸和彩笔，鼓励她用画笔表达自己的情感和想法。"你可以画出你心中的小怪兽，让我看看它长什么样子，我们一起想办法打败它，好吗？"庄恕说。

小女孩的眼睛亮了起来，开始用画笔描绘出她心中的小怪兽，以及她希望战胜它的勇敢形象。庄恕认真地欣赏每一幅画，给予她肯定和鼓励。这种情感上的共鸣让小女孩对庄恕医生产生了深厚的信任感。她不仅把他当作医生，更视为可以依赖的朋友。

手术前夜，庄恕再次来到病房，坐在小女孩的床边，与她和她的家人进行了最后的交流。"明天我们就要一起打败那个小怪兽了，我会全力以赴，你也要勇敢哦！"庄恕温柔地握住小女孩的手，眼神坚定而充满希望。

手术非常复杂，但在庄恕和他的团队精湛的技术下，最终取得了成功。术后，庄恕来到复苏室，微笑着对小女孩说："小怪兽已经被我们打败了，你做得很棒！"小女孩疲惫但开心地笑了，她知道自己战胜了疾病。

在康复期间，庄恕仍然密切关注小女孩的病情和心理状态。他经常来看望她，带来一些小礼物和画具，鼓励她继续画画。每当她画出新的作品，庄恕都会认真欣赏，并和她一起讨论，这些行为不仅帮助她恢复了身体，也让她的心灵得到了极大的安慰。

故事意义

这个故事展示了医生与患者之间建立深厚信任与理解的重要性。庄恕医生通过耐心沟通、情感共鸣和真诚关怀，赢得了小女孩的信任和依赖。这种信任关系不仅有助于医生更好地了解患者的病情和需求，也为治疗过程提供了有力支持。

庄恕医生在整个过程中不仅仅是治疗疾病，更是在用心灵治愈患者的恐惧和不安。他帮助小女孩树立了战胜疾病的信心。这种信任和理解使得医疗过程不仅是冷冰冰的技术操作，而是充满温情的治愈之旅。

在医疗过程中，只有彼此建立了深厚的信任关系，才能共同面对病魔的挑战并取得成功。庄恕医生不仅是一位技术高超的外科医生，更是一位充满关怀与责任感的医者，真正诠释了医者仁心的深刻内涵。

上海市宝山区罗店医院护理部　胡欣玥

精神疾病与社会文化环境

安东·巴甫洛维奇·契诃夫,这位俄国的文学巨匠,同时也是一位医生,以其对人性深刻的洞察而闻名。他的作品常常涉及人类的苦乐、道德与罪恶,以及生命的短暂与意义等主题。在他的短篇小说《黑衣修士》中,契诃夫将这些探讨融入了对精神疾病的深刻反思中,使之成为叙事医学实践的典范。

《黑衣修士》的故事发生在 19 世纪末,一个被快速社会变迁和文化动荡撼动的时代。主人公是一位知识分子,其精神世界由于对未知的恐惧与渴望而日渐崩溃。这位主人公经常出现幻觉,看见一位神秘的黑衣修士,这个幽灵般的存在既带给他混乱与恐惧,也代表着他逃离现实、追求精神解脱的欲望。这种复杂的内心戏反映了人类在面对未知时的矛盾心理——既害怕又向往。

在契诃夫的笔下,这位主人公的精神疾病不仅是个体的悲剧,更是一个广泛的社会现象的象征。当时的社会正在由传统价值观向现代科学观念过渡,这一转变给许多人带来了深刻的精神危机。主人公的精神崩溃便是这种广泛文化和社会危机的一个缩影。

通过《黑衣修士》,契诃夫展现了他对精神疾病患者的深刻同情。他不将主人公描绘为单纯的疯子,而是一个深受社会环境和内心冲突影响的复杂个体。契诃夫的这种展现方式证明了他不仅是一位伟大的文学家,也是一位具有人文关怀的医生。

这个故事是叙事医学的典型案例,展示了通过文学来探索和理解精神疾病的方法,以及这些疾病如何深植于个人所生活的社会文化环境中。契诃夫的作品帮助我们看到了疾病的多个维度——生物医学、心理、社会和文化。这种全面的理解对于提升医疗护理的质量至关重要,因为它促进了医务工作者对患者的深入同情和理解。

总之,《黑衣修士》不仅是契诃夫文学才能的展示,也彰显了他作为医生的洞察力。他通过文学作品描述了精神疾病的复杂性,并反映了更广泛的社会和文化问题,使这部作品成为了叙事医学实践中的宝贵财富。

上海市宝山区罗店医院护理部　吴　燕

情感状态与疾病

在《失乐园》这部作品中，日本作家渡边淳一不仅描绘了两个中年人之间复杂的情感和道德冲突，更深入地探讨了情感状态如何深刻影响个人的健康与福祉。这部小说以其独特的叙事方式和对人性的深入剖析，在叙事医学领域中占有一席之地。

故事讲述了凛子和久木这两个主人公，在生活中的偶然相遇激发出彼此深藏的情感，他们的不伦恋情最终颠覆了各自的生活和价值观。这种关系带来的不仅是短暂的激情和快乐，更多的是随之而来的内疚、焦虑与社会压力，这些因素共同作用于他们的身心健康。

情感与疾病的关联

凛子和久木的故事深刻揭示了情感状态与健康之间的紧密联系。在他们的不伦恋情中，内疚感和社会的压力逐渐转化为失眠、食欲不振等身体症状，展现了情绪如何对身体产生实际的、负面的影响。这一点在叙事医学中被广泛探讨，强调了心理社会因素与生理健康之间不可分割的联系。

死亡与解脱

在《失乐园》的叙事中，死亡不仅是生命的终结，更是情感和心理冲突的高潮。凛子和久木面对不可逾越的社会道德界限，将死亡视为一种从痛苦和冲突中的解脱。这种对死亡的描绘，反映了人在极端压力和绝望面前对生命、爱情和自我存在的深层反思。

医学背景的运用

渡边淳一的医学专业背景在《失乐园》中得以充分体现,他展示了情感状态对健康的影响。这种跨学科的叙述不仅加深了读者对人物动机的理解,也增强了故事的真实感和说服力。

结语

在《失乐园》中,渡边淳一不仅探讨了中年危机和道德冲突,更通过其深刻的医学见解,展示了情感与健康之间复杂的相互作用。他的作品不仅是文学上的成就,更是医学和人文学科交叉的典范,为我们提供了理解复杂人类情感和健康之间关系的新视角。

上海市宝山区罗店医院中医科　袁志强

好事一小件

《好事一小件》(*A Small, Good Thing*)是雷蒙德·卡佛的经典短篇小说之一,首次发表于 1983 年,后来收录在小说集《大教堂》(*Cathedral*)中。这个故事以其细腻的情感描写和对人类脆弱性的深刻理解而闻名。

故事开始时,安来到一家面包店,为她儿子斯科蒂订购了一个生日蛋糕。斯科蒂即将迎来 8 岁生日,安与面包师傅沟通了蛋糕的细节,并强调要在蛋糕上写上"生日快乐,斯科蒂"。

在斯科蒂生日的那天早上,斯科蒂在上学路上被一辆车撞倒。当时他似乎没有受严重伤害,能够站起来走回家。然而,当天晚些时候,他在讲述完被车撞的事情后便突然倒在了沙发上,安赶紧带他去了医院。

在医院里,医生告知斯科蒂的父母——安和霍华德,斯科蒂可能因脑震荡而昏睡,但情况并不严重。医生建议他们耐心等待观察。斯科蒂的父母——经历了漫长的等待,充满了不安和焦虑。

在医院等待期间,安和霍华德不断接到奇怪的电话。电话那头的人冷冰冰地问道:"你忘记了斯科蒂了吗?"由于安和霍华德全部精力都在关切儿子的病情,没有意识到是面包师在提醒他们取蛋糕。电话让他们更加困惑和心烦意乱。

斯科蒂的情况突然恶化,最终不治身亡。这对父母陷入了深深的悲痛之中。他们难以接受这个现实,悲痛欲绝。

当这个电话再一次响起时,安想起了这个面包师。安和霍华德在深夜驱车前往面包店,决定面对那个一直打电话的人。经过一番对话,面包师傅意识到斯科蒂已经去世,他为自己的行为感到非常抱歉。

面包师看到夫妻俩的悲痛,他邀请他们尝一尝新鲜出炉的面包和咖啡。

面包师说，"你这样的时候，吃是好事一小件。"

在这个故事中，叙事医学的原则得到了充分的体现。通过细腻的情感描写和人物之间的互动，故事揭示了如何通过讲述和倾听来理解和缓解人类的痛苦。

通过简洁的对话和细腻的描写，卡佛展现了人类在面对巨大悲痛时的真实反应。斯科蒂的意外死亡让他的父母经历了巨大的情感创伤，但通过与面包师傅的对话和分享，他们在某种程度上找到了慰藉。

故事的标题和结尾都暗示了"好事一小件"——在极度悲痛和困境中，简单的善意和人类的温情可以带来极大的慰藉。面包师傅的面包象征着这种善意，即使是再微不足道的好意，在艰难时刻也能提供温暖和希望。这种善意体现了叙事医学中通过倾听和关怀来帮助患者的重要性。

这个故事也展现了生命的脆弱和不可预测性。一个看似普通的日子，因为一次意外，彻底改变了一个家庭的命运。小说提醒读者珍惜当下，关注生活中的每一个细节和瞬间。这种对生命脆弱性的深刻理解有助于医护人员在治疗患者时更加体贴和敏感。

《好事一小件》通过细腻的描写和深刻的情感表达，展现了人类在面对失去和悲痛时的真实反应，提醒人们在生活中发现和珍惜那些微小而重要的善意和温情。卡佛的极简主义风格和留白技巧，让读者在细节中体会到深刻的人性和情感。这种文学风格和叙事医学的结合，展示了通过讲述和倾听故事来理解和缓解痛苦的重要性。

在医疗领域，叙事医学不仅提升了治疗的质量，也丰富了我们对健康和疾病的理解。通过倾听和理解患者的故事，医护人员能够更好地为患者提供人性化的护理，帮助患者在面对疾病和痛苦时找到力量和希望。通过这个故事，我们看到了极简主义文学和叙事医学的完美结合，共同探讨生活中复杂而微妙的人性和医疗实践。

上海市宝山区罗店医院中医科　陈　瑜

他人生命的"药神"

《我不是药神》这部电影于 2018 年上映,内容深刻地探讨了疾病、治疗、药物可及性及其背后的伦理问题,引起了社会的巨大反响。

故事背景与挑战

程勇,原本是一个经营保健品店的小商贩,生意惨淡,经济困难,时常为生计发愁。他的生活因为离婚争夺儿子的抚养权而更加复杂。一天,白血病患者老吕找到他,希望他能够从印度代购一种仿制药,延续生命,因为正版药物费用实在无法承受。

伦理决策与叙事实践

面对老吕的恳求,程勇开始从印度代购仿制药,帮助那些无法承担昂贵药物费用的患者。这是一个典型的伦理决策案例,这一行为虽然在法律上涉嫌犯罪,但从人道和伦理的角度来看,他是在救人。电影中,通过程勇与患者的互动,深入展示了那些患者的绝望、恐惧、希望和释然,使观众能够充分体会到每个人物的内心世界。

共情与理解

电影中的叙事实践非常注重共情与理解。程勇不仅是药物的提供者,更是患者情感上的支柱。他的故事激发了观众对于生命意义和个人选择的反思,提升了观众与角色间的情感共鸣。

社会影响与公众反响

《我不是药神》不仅讲述了个体的抗争,也揭示了更广泛的社会问题,如药品专利制度的争议、医疗不公及医药行业的利益冲突。程勇的行为虽然具有争议,但他的经历引发了公众对医疗体系、药物政策和患者权益的深入思考和广泛讨论,促进了社会对这些重要问题的关注。

结语

《我不是药神》不仅是一部影响深远的电影,也是对叙事医学实践的深刻展示。电影通过其故事的叙述,探讨了伦理决策的复杂性,展示了个体在面对生命危机时的选择与影响。这个电影故事激励人们在困境中寻找出路,展现了一个普通人如何通过勇气和智慧成为他人生命中的"药神"。这种深入人心的叙事,让我们看到了在生命面前,每个人都可能成为影响他人生命的力量。

上海市宝山区罗店医院中医科　陈　瑜

共享的故事，共同的治愈

在讨论如何通过共享故事达到共同的治愈时，电影《美丽心灵》提供了一个深刻的案例。这部影片基于诺贝尔经济学奖得主约翰·福布斯·纳什的真实故事，展示了他如何与精神分裂症做斗争。纳什的故事不仅展示了个人的抗争，也揭示了团队和社会支持在心理治疗中的重要性，充分体现了叙事医学的力量。

纳什的挑战

纳什是一位杰出的数学家，在攀登学术顶峰时被诊断出精神分裂症。这个诊断不仅对他的职业生涯造成了巨大的冲击，也极大地影响了他的个人生活和家庭关系。纳什开始产生幻觉，他的内心世界充满了混乱和挣扎，他无法分辨现实与虚幻。

家庭的力量

在纳什与疾病抗争的过程中，他的妻子艾丽西亚扮演了非常关键的角色。面对社会的偏见和个人的恐惧，艾丽西亚始终坚定地支持纳什。她的爱和坚持成为了纳什战胜疾病的重要力量，展示了家庭支持在心理康复中的不可替代性。

社会的支持

除了家庭，社会的支持在纳什的治疗过程中也发挥了积极作用。纳什的同事和朋友逐渐理解并接受了他的状况，他们的支持帮助纳什重新融入社会和工作。这种团队中的共享故事不仅有助于纳什的个人康复，也促进了社区对精神病患者的接纳和理解。

叙事医学的应用

在影片中,纳什的经历不仅展现了他个人的挣扎和胜利,也触动了观众的心灵。通过纳什与精神疾病斗争的故事,观众能够更深刻地理解心理健康问题的复杂性,以及个人、家庭和社区在处理这些问题时的重要作用。影片激励观众持开放态度对待心理健康问题,增强了社会对精神病患者的同情和支持。

结语

在《美丽心灵》中,纳什的故事展现了共享故事和共同治愈的力量。叙事医学实践表明了个人、家庭和社区在应对心理健康挑战时的重要性。纳什的故事证明,即使面对巨大的心理和情感挑战,爱、理解和共情也能带来希望和光明。

上海市宝山区罗店医院中医科　陈　瑜

故事中的教训

《头脑特工队》这部电影通过描绘小女孩莱莉的内心世界,展示了她如何在经历一系列失败和挑战后成长。这部电影不仅提供了关于情感管理的深刻见解,还展示了从失败中学习的重要性,为我们在面对医疗挑战时提供了启示。

莱莉的故事

莱莉是一个活泼的 11 岁小女孩,她因父亲的工作变动而搬到了旧金山。这个变化动摇了她的情感世界,原本由喜悦主导的内心,开始被悲伤、恐惧、愤怒和厌恶混合掌控。莱莉的挑战开始于她努力适应新学校、新朋友和新生活的过程中。

故事的力量

在我作为一名护士的职业生涯中,我经常遇到像莱莉这样的患者——那些在生活中遭受重大变故,并因此感到困惑和痛苦的人。通过与这些患者分享《头脑特工队》中的故事,我帮助他们看到,即使是消极的情绪,如悲伤和恐惧,也有其存在的价值。

治疗中的叙事应用

例如,我曾经照顾过一个年轻的癌症患者,他在治疗过程中经历了极大的情绪波动。通过讨论莱莉的故事,我们探讨了如何接纳那些通常被视为负面的情绪,并理解这些情绪在恢复过程中所扮演的角色。如同莱莉最终接受悲伤帮助她适应新环境一样,我的患者学会了接受自己的恐惧和不确定,这对他的治疗心态产生了积极的影响。

对话实例

在一个典型的治疗会话中，我这样与患者对话：

我："你记得《头脑特工队》中莱莉是如何处理她的悲伤的吗?"

患者："记得，她最初试图隐藏它，但最后发现表达悲伤实际上帮助了她更好地适应。"

我："正是这样，有时候我们需要表达出我们的痛苦和不安，这不是弱点，而是帮助我们前进的一种方式。你认为这对你的情况有什么启示?"

患者："我想我需要停止假装一切都好，可能与我的家人和朋友分享我的真实感受，会让我得到更多的支持。"

结论

通过讨论《头脑特工队》中的故事，不仅帮助我的患者理解他们自己的情感，也促进了我们之间的信任和理解。这种共享故事、共同治愈的过程，证明了团队中叙事医学的力量。如电影中所表达的，通过面对和接受内心的真实感受，每个人都能找到治愈的道路。

上海市宝山区罗店医院护理部　江小艳

理解的力量

在电影《闻香识女人》中,查理和弗兰克的故事是一段充满启示的影片,揭示了叙事的倾听者在人际交流中的重要性。查理是一位预科学校的学生,一次偶然的机会,他接受了一份看似简单的工作——照顾一位眼盲的退伍军人弗兰克。这份工作不仅改变了他的假期计划,也深刻地影响了他的人生观。

故事的开始

查理初遇弗兰克时,被对方的刻薄和尖锐所震惊。弗兰克,性格刚烈且充满挑战性,对生活有着自己的看法,他的眼盲和退伍背景使他对周围世界充满了怀疑和不满。查理尽管对这种性格感到不适应,但他逐渐学会了如何与弗兰克相处,开始了解这位老兵的复杂内心世界。

深入的倾听

在他们共度的时间里,查理逐步展现了一个倾听者的力量。他不仅是在听弗兰克讲话,也是在努力理解弗兰克的感受和经历。在他们的对话中,查理学会了耐心倾听,这种倾听超越了表面的交流,触及了弗兰克心灵深处的伤痛和梦想。

彼此的成长

随着理解的深入,他们之间的关系得到了加深,查理从弗兰克身上学到了许多生活的智慧和勇气。弗兰克也在查理的帮助下,找到了新的生活动力和希望。这段友情展示了深入的人际理解可以转化为治愈的力量。

情感的释放与救赎

影片的高潮发生在弗兰克准备结束自己的生命之时，是查理的理解和支持，让弗兰克重新找到了生活的意义，使他放弃自杀的念头。查理为弗兰克的生活带来了新的光明，证明了在对抗内心黑暗时，理解和支持的重要性。

结局的和解

在影片的结尾，查理因在学校的问题面临纪律听证，弗兰克挺身而出，为查理辩护。他的发言不仅为查理赢得了尊重，也表达了他对查理的深刻理解和感激。这一幕不仅表明了他们之间的深厚友谊，也展示了通过叙事的倾听和理解所带来的深远影响。

总结

《闻香识女人》通过查理和弗兰克的故事深刻展示了倾听和理解在改变人生、治愈心灵中的作用。这种叙事的力量不仅帮助了弗兰克重新面对生活，也让查理的生活更加丰富和多彩。通过真正的倾听和理解，我们能够帮助他人走出困境，同时也丰富和提升了自己的生活。

上海市宝山区罗店医院护理部　江小艳

本书出版得到以下课题的支持：

1. 上海市宝山区科学技术委员会医学卫生项目 21－E－16

2. 上海市宝山区重点专科项目 BSZK－2023－BZ03

3. 上海市宝山区罗店医院院级课题 22－C－1;23－B－7